Lidchirurgie

Matthias Keserü · Simon Dulz

Lidchirurgie
Ein Praxisbuch

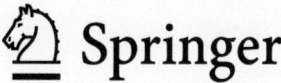

Matthias Keserü
Augengesundheit Dr. Matthias Keserü
Hamburg, Deutschland

Simon Dulz
Eyelid Aesthetics
Hamburg, Deutschland

ISBN 978-3-662-70050-1   ISBN 978-3-662-70051-8   (eBook)
https://doi.org/10.1007/978-3-662-70051-8

Die Deutsche Nationalbibliothek verzeichnet diese Publikation in der Deutschen Nationalbibliografie; detaillierte bibliografische Daten sind im Internet über https://portal.dnb.de abrufbar.

© Der/die Herausgeber bzw. der/die Autor(en), exklusiv lizenziert an Springer-Verlag GmbH, DE, ein Teil von Springer Nature 2025

Das Werk einschließlich aller seiner Teile ist urheberrechtlich geschützt. Jede Verwertung, die nicht ausdrücklich vom Urheberrechtsgesetz zugelassen ist, bedarf der vorherigen Zustimmung des Verlags. Das gilt insbesondere für Vervielfältigungen, Bearbeitungen, Übersetzungen, Mikroverfilmungen und die Einspeicherung und Verarbeitung in elektronischen Systemen.
Die Wiedergabe von allgemein beschreibenden Bezeichnungen, Marken, Unternehmensnamen etc. in diesem Werk bedeutet nicht, dass diese frei durch jede Person benutzt werden dürfen. Die Berechtigung zur Benutzung unterliegt, auch ohne gesonderten Hinweis hierzu, den Regeln des Markenrechts. Die Rechte des/der jeweiligen Zeicheninhaber*in sind zu beachten.
Der Verlag, die Autor*innen und die Herausgeber*innen gehen davon aus, dass die Angaben und Informationen in diesem Werk zum Zeitpunkt der Veröffentlichung vollständig und korrekt sind. Weder der Verlag noch die Autor*innen oder die Herausgeber*innen übernehmen, ausdrücklich oder implizit, Gewähr für den Inhalt des Werkes, etwaige Fehler oder Äußerungen. Der Verlag bleibt im Hinblick auf geografische Zuordnungen und Gebietsbezeichnungen in veröffentlichten Karten und Institutionsadressen neutral.

Alle Abbildungen „© AutorenName 20XX

Springer ist ein Imprint der eingetragenen Gesellschaft Springer-Verlag GmbH, DE und ist ein Teil von Springer Nature.
Die Anschrift der Gesellschaft ist: Heidelberger Platz 3, 14197 Berlin, Germany

Wenn Sie dieses Produkt entsorgen, geben Sie das Papier bitte zum Recycling.

Vorwort

Die okuloplastische Chirurgie als Teil der Augenheilkunde ist ein in vielerlei Hinsicht spannendes und herausforderndes Tätigkeitsfeld. Das zusammenhängende System aus Augenlidern, Orbita und ableitenden Tränenwegen verlangt einen geschulten Blick des Augenarztes über das eigentliche Sehorgan hinaus und erfordert nicht selten eine interdisziplinäre Zusammenarbeit mit Kollegen der Hals-Nasen-Ohrenheilkunde, Mund-Kiefer-Gesichtschirurgie, Neurochirurgie, aber auch eine intensivere Auseinandersetzung mit Themen der Radiologie, Onkologie, Endokrinologie etc.

Die Augenlider sind das Schutzorgan des Augapfels und erhalten mit mehr als 10.000 unwillkürlichen Lidschlägen täglich die Befeuchtung und Ernährung der Augenoberfläche. Sie prägen durch ihre Form, Öffnung und Bewegung die Mimik und den Gesichtsausdruck eines jeden Menschen. Veränderungen der Lider beeinträchtigen daher nicht nur die Sehfunktion, sondern werden auch als ästhetisch störend empfunden. Der Lidchirurg betätigt sich daher nicht nur als medizinischer Therapeut, sondern zu einem nicht zu unterschätzenden Teil immer auch als ästhetischer Chirurg.

Da sich die ästhetische Medizin in den letzten Jahrzenten immer weiter etabliert und ästhetische Eingriffe immer verbreiteter Anwendung finden, wird der Lidchirurg auch primär zum plastisch ästhetischen Chirurgen und bedarf einer fundierten Ausbildung in ästhetischer Medizin. Diesem Teil der Lidchirurgie wird daher ein eigenes Kapitel gewidmet.

Was muss ein Lidchirurg bei der Untersuchung beachten? Welche Differenzialdiagnosen müssen bedacht werden? Welche Behandlungsstrategie ist zu empfehlen? Wie sieht die Nachsorge aus?

Diese und viele andere Fragen werden im folgenden Praxisbuch Lidchirurgie beantwortet. Dabei soll es nicht nur lidchirurgischen Einsteigern wertvolle Hilfestellung leisten, sondern auch erfahrenen Lidchirurgen den ein oder anderen Tipp für die tägliche Praxis bieten.

Hamburg, Deutschland　　　　　　　　　　　　　　　　　　　　Matthias Keserü
　　　　　　　　　　　　　　　　　　　　　　　　　　　　　　　　　Dulz Simon

Interessenkonflikt Die Autor*innen haben keine für den Inhalt dieses Manuskripts relevanten Interessenkonflikte.

Inhaltsverzeichnis

Teil I   Einführung

1   Okuloplastische Chirurgie – Basic Skills 3
   1.1   Die Untersuchung durch den okuloplastischen Chirurgen 3
   1.2   Apparative Diagnostik 7

2   Im OP 11
   2.1   Patientenvorbereitung, Lagerung, Sterile Abdeckung 11
   2.2   Anästhesie in der Lidchirurgie 12
   2.3   Instrumente 17
   2.4   Verbände 22

3   Operabilität des Patienten 25
   3.1   Patientenalter 25
   3.2   Antikoagulation 26
   Literatur (zitiert & weiterführend) 28

Teil II   Funktionelle Lidchirurgie

4   Entropium 33
   4.1   Funktionelle Anatomie und Pathogenese 33
   4.2   Differenzialdiagnosen 35
   4.3   Untersuchung und Indikationsstellung 36
   4.4   Therapie 37
   4.5   Komplikationen und Nachsorge 40
   Literatur (zitiert & weiterführend) 41

5   Ektropium 43
   5.1   Funktionelle Anatomie und Pathogenese 44
   5.2   Differenzialdiagnosen 45
   5.3   Untersuchung und Indikationsstellung 47
   5.4   OP-Techniken 49
   5.5   Nachsorge und Komplikationsmanagement 53
   Literatur (zitiert & weiterführend) 55

6	**Ptosis**	57
	6.1 Funktionelle Anatomie und Pathogenese	57
	6.2 Differenzialdiagnosen	58
	6.3 Untersuchung und Indikationsstellung	62
	6.4 OP-Techniken	68
	6.5 Nachsorge und Komplikationsmanagement	73
	Literatur (zitiert & weiterführend)	75
7	**Lagophthalmus**	77
	7.1 Funktionelle Anatomie und Pathogenese	77
	7.2 Differenzialdiagnosen	79
	7.3 Untersuchung und Indikationsstellung	79
	7.4 OP-Techniken	81
	7.5 Nachsorge und Komplikationsmanagement	83
	Literatur	84
8	**Lidretraktion**	85
	8.1 Funktionelle Anatomie und Pathogenese	85
	8.2 Differenzialdiagnosen	86
	8.3 Untersuchung und Indikationsstellung	87
	8.4 OP-Techniken	88
	8.5 Nachsorge und Komplikationsmanagement	89
	Literatur (zitiert & weiterführend)	90
9	**Tumorchirurgie der Lider**	93
	9.1 Untersuchung und Indikationsstellung	94
	9.2 OP-Techniken	97
	9.3 Nachsorge und Komplikationsmanagement	107
	Literatur (zitiert & weiterführend)	110
10	**Blepharitis, Hordeolum, Chalazion**	111
	10.1 Funktionelle Anatomie und Pathogenese	111
	10.2 Differenzialdiagnosen	112
	10.3 Untersuchung und Indikationsstellung	114
	10.4 OP-Techniken	117
	10.5 Nachsorge und Komplikationsmanagement	118
	Literatur	119

Teil III Ästhetische Lidchirurgie

11	**Oberlidblepharoplastik**	123
	11.1 Funktionelle Anatomie und Pathogenese	124
	11.2 Untersuchung, Indikationsstellung und Differenzialdiagnose	125
	11.3 OP-Techniken	126
	11.4 Komplikationsmanagement und Nachsorge	130
	Literatur (zitiert & weiterführend)	132

12 Unterlidblepharoplastik 133
    12.1   Funktionelle Anatomie und Pathogenese 133
    12.2   Untersuchung und Indikationsstellung 135
    12.3   OP-Techniken 138
    12.4   Nachsorge und Komplikationsmanagement 142
    Literatur (zitiert & weiterführend) 145

Stichwortverzeichnis 147

Teil I
Einführung

Okuloplastische Chirurgie – Basic Skills

1.1 Die Untersuchung durch den okuloplastischen Chirurgen

Die Untersuchung durch den okuloplastisch tätigen Augenarzt erfordert Kenntnisse und Fähigkeiten, die über die Standards der normalen augenärztlichen Praxis hinausgehen. Wo die Augenheilkunde insgesamt über die letzten Jahrzehnte immer apparativer geworden ist und der Augenarzt Kenntnisse in der Durchführung und Befundung über neue bildgebende Verfahren erlernen musste, erfordert die periorbitale Untersuchung durch den Lidchirurgen oft eine Rückbesinnung auf klassische, nichtapparative Untersuchungstechniken. Dabei steht die Palpation für den okuloplastischen Chirurgen an vorderster Stelle. Aber auch apparative Diagnostik, wie z. B. die Sonografie des Bulbus oculi und seiner Adnexe, muss vom Lidchirurgen beherrscht werden.

1.1.1 Augenärztliche Grundlagenuntersuchung

Jeder lidchirurgische Patient bedarf einer grundlegenden Beurteilung der okulären Funktion. Eine Visusprüfung ist daher obligat. Dies gilt alleine schon aus forensischen Gründen, um Visusveränderungen nach einer Operation zu dokumentieren und eventuellen Regressansprüchen entgegenzuwirken. Darüber hinaus sind das Ausmaß einer Visusminderung oder die Tatsache eines funktionell wichtigeren Auges nicht selten ausschlaggebend für oder gegen eine Therapieentscheidung. An erster Stelle der okuloplastischen Untersuchung steht daher die bestkorrigierte Visusbestimmung.

Auch der Augeninnendruck sollte gemessen werden und kann insbesondere bei Erkrankungen der Orbita verändert sein. Die Messung eines erhöhten Augeninnendruckes im Aufblick (durch Druck des verdickten M. rectus inferior auf den Bulbus)

© Der/die Autor(en), exklusiv lizenziert an Springer-Verlag GmbH, DE, ein Teil von Springer Nature 2025
M. Keserü, S. Dulz, *Lidchirurgie*, https://doi.org/10.1007/978-3-662-70051-8_1

kann beispielsweise ein Hinweis auf eine endokrine Orbitopathie sein. Ein erhöhter Augeninnendruck bei orbitalen Raumforderungen ist entweder durch mechanische Kompression des Bulbus oder durch Stauung des venösen Abflusses möglich.

1.1.2 Palpation

Die lidchirurgische Befunderhebung lebt vom Palpieren periorbitaler Veränderungen und erfordert obligat den Einsatz der Hände zur Befunderhebung und anschließend eine reproduzierbare Dokumentation des Palpationsbefundes.

Die Prüfung der Lidspannung steht hierbei an erster Stelle. Durch mechanischen Zug auf die Lidkante in vertikaler und horizontaler Richtung lässt sich die Stabilität der medialen und lateralen Lidbänder prüfen. Durch vertikalen Zug auf die Lidkante und anschließendes Loslassen, lässt sich die Wiederanlage der Lidkante an den Bulbus beobachten und eine zusätzliche Aussage über die Lidschlagfunktion gewinnen. Dies wird als Snap-Test bezeichnet. Auch eine generelle, pathologische Hyperelastizität der Lider lässt sich hierbei gut identifizieren.

Darüber hinaus wird die gesamte periorbitale Region palpiert. Gibt es Resistenzen? Wie sind diese beschaffen? Sind sie verschieblich, glatt, hart oder prall elastisch? Wo genau sind sie gelegen?

Aber auch eine Palpation über die periorbitale Region hinaus macht Sinn und ist abhängig vom Verdachtsmoment durchzuführen. Ein Patient mit Lidretraktion sollte z. B. am Hals auf Schilddrüsenauffälligkeiten hin untersucht werden. Ein Patient mit orbitaler Entzündung benötigt eine Untersuchung der Gelenke auf rheumatische Veränderungen und eine Beurteilung des Nasenknorpels, um Hinweise auf einen Morbus Wegener feststellen zu können. Dies ersetzt selbstverständlich nicht die Überweisung an einen Endokrinologen oder Rheumatologen. Jedoch grenzt es die Differenzialdiagnose ein und beschleunigt die Diagnosefindung.

Darüber hinaus ist der Lidchirurg regelhaft mit periorbitalen Tumoren beschäftigt, welche ebenso auf ihre palpatorischen Eigenschaften hin untersucht werden müssen. Ist der Tumor weich oder hart palpabel? Wie ist die Elastizität, wie die Tiefenausdehnung? Ist der Tumor glatt abgekapselt oder diffus infiltrativ wachsend? Wie ist seine Verschieblichkeit?

Durch die Palpation der periorbitalen Region lassen sich viele Informationen über Pathologien herausfinden, welche weder spaltlampenbiomikroskopisch noch bildgebend greifbar sind. Die Palpation ist daher für die okuloplastische Untersuchung nicht hoch genug zu bewerten.

1.1.3 Spaltlampenbiomikroskopie

Nach Visusbestimmung, Augendruckmessung und Palpation, ist die Spaltlampenbiomikroskopie des Augenvorder- und -hinterabschnittes durchzuführen, um Pathologien der Augenoberfläche, ebenso wie Fundusveränderungen feststellen zu können. Lidchirurgisch interessant sind hierbei insbesondere Veränderungen der Augenoberfläche, um Sekundärkomplikationen von Lidfehlstellungen zu erkennen, wie z. B. Hornhautnarben oder -ulzerationen. Aber auch intraokulare Veränderungen (z. B. Aderhautfalten, Optikusatrophie o. ä.) sind für die spätere Indikationsstellung des Lidchirurgen relevant.

Die Spaltlampenbiomikroskopie eignet sich darüber hinaus sehr gut als vereinfachtes Dermatoskop zur Beurteilung von Lidhautveränderungen jeglicher Art. Hierfür kann am besten die Streuscheibe zur diffusen Beleuchtung eingesetzt werden, aber auch ein niedriger, breiter Spalt kann zur Diaphanoskopie fraglich zystischer Läsionen hilfreich sein.

1.1.4 Funktionelle Maße der Augenlider

Die Lidstellung und Lidfunktion lässt sich quantitativ am besten durch Messung verschiedener Strecken erheben. So lässt sich die vertikale (Oberlidkante bis Unterlidkante) und horizontale (lateraler bis medialer Kanthus) Lidspaltenweite messen. Da die vertikale Lidspaltenweite von der Ober- und Unterlidstellung abhängt und eine große Lidspaltenweite trotz Ptosis bei einem Unterlidtiefstand vorkommen kann, wird zur quantitativen Messung einer Ptosis die Margin-Reflex-Distance als Strecke zwischen Oberlidkante und zentralem Hornhautreflex bevorzugt.

Darüber hinaus ist gerade zur Dokumentation und Indikationsstellung einer Ptosis die Levatorfunktion entscheidend. Als Levatorfunktion wird die maximale Exkursion des Oberlides zwischen Aufblick und Abblick bezeichnet. Zur Messung der Levatorfunktion wird der Patient gebeten nach unten zu sehen und ein Lineal mit der Null-Markierung an der zentralen Oberlidkante angesetzt. Danach darf der Patient nach oben sehen und die Exkursionsstrecke abgelesen. Wichtig ist während der Messung der Levatorfunktion die Fixation der Braue, am besten mit der zweiten Hand des Untersuchers, um den kompensatorischen Einsatz des M. frontalis zu unterdrücken. Die Levatorfunktion kann grob eingeteilt werden als normal (>15 mm), gut (12–14 mm), mäßig (5–11 mm) und schlecht (< 5 mm). Abschn. 2.3 erläutert die Konsequenzen der Levatorfunktion auf die OP-Indikationsstellung weiter.

1.1.5 Motilität und Stellung

Motilität und Stellung des Bulbus haben einen direkten Einfluss auf die Stellung und Funktion der Lider. So wie die Lider der Exkursion des Bulbus physiologisch folgen (Hebung des Oberlides im Aufblick und Senkung des Unterlides im Abblick), so folgen die Lider auch Fehlstellungen des Bulbus. Eine Vertikaldivergenz der Bulbusstellung kann daher zum Beispiel eine (Pseudo-)Ptosis hervorrufen.

Die Beurteilung der Bulbusstellung durch Untersuchung der Hornhautreflexbilder und/oder ein Covertest mit Prüfung auf Einstellbewegungen gehört daher zu jeder lidchirurgischen Untersuchung.

Komplexere Motilitätsstörungen, z. B. bei endokriner Orbitopathie, erfordern darüber hinaus einen kompletten orthoptischen Status mit Schielwinkelbestimmung.

Die Bulbusmotilitätsprüfung gibt außerdem Hinweise auf mögliche orbitale Beteiligungen raumfordernder Prozesse oder zugrunde liegende Hirnnervenparesen. Bei V. a. eine Fazialisparese sollte ergänzend die Funktion der mimischen Muskulatur durch Prüfung des forcierten Lidschlusses, Stirnrunzeln, Nase kräuseln und Backen aufblasen getestet werden.

1.1.6 Exophthalmometrie

Die Exophthalmometrie gibt nicht nur Hinweise auf orbital raumfordernde Prozesse, sondern erlaubt auch die Einordnung orbitaler Ursachen auf die Lidstellung (z. B. Pseudoptosis bei Enophthalmus). Die qualitative Prüfung auf eine Seitendifferenz der Bulbusprotrusion gelingt am einfachsten durch Blick des hinter dem Patienten stehenden Untersuchers von oben. Zur quantitativen Dokumentation des Exophthalmus stehen die Spiegel-Exophthalmometer nach Hertel oder Naugle zur Verfügung. Die gebräuchlichere Hertel-Exophthalmometrie misst dabei den relativen Abstand des Hornhautscheitels von der lateralen Orbitakante, wohingegen die Naugle-Exophthalmometrie die obere und untere Orbitakante als Bezugspunkt nutzt. Wichtig ist Nutzung des gleichen Exophthalmometers für Verlaufsuntersuchungen, da sich die Messwerte bei verschiedenen Exophthalmometer-Modellen unterscheiden können (Abb. 1.1).

▶ **Praxistipp** Das Naugle-Exophthalmometer ermöglich die quantitative Dokumentation der Protrusio bulbi auch nach chirurgischer Entfernung des lateralen knöchernen Orbitapfeilers, z. B. nach radikalen Orbitadekompressionen.

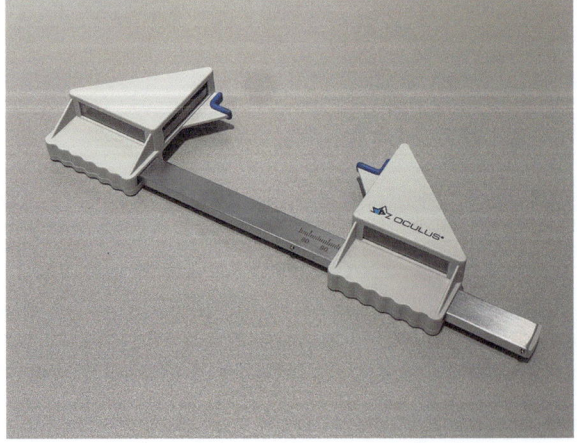

Abb. 1.1 Exophthalmometer nach Hertel. (© Keserü/Dulz 2024. All rights reserved)

1.1.7 Tränenwegsspülung

Die diagnostische Spülung der Tränenwege kommt immer dann zum Einsatz, wenn das Leitsymptom Epiphora einer pathogenetischen Ursache zugeordnet werden muss. Hierfür wird nach Dilatation des Tränenpünktchens mit einer atraumatischen Tränenwegskanüle nach Bangerter der obere oder untere Canaliculus zunächst bis in die Fossa lacrimalis sondiert, was durch einen harten Widerstand ("hard stop") bei der Sondierung deutlich spürbar ist. Bei der darauf folgenden Spülung wird einerseits auf Reflux über das kontralaterale Tränenpünktchen geachtet und andererseits der Abfluss der Spülflüssigkeit in Nase und Rachen beurteilt.

Ist der Tränenweg frei sondierbar und spülbar, ist eine Tränenwegsstenose ausgeschlossen und die Ursache der Epiphora proximal des Tränenweges zu suchen.

▶ **Praxistipp** Ist das Tränenpünktchen so eng, dass bereits die Dilatation mit der konischen Sonde vor der eigentlichen Spülung kaum gelingt, ist eine Tränenpünktchen-Phimose als Ursache der Epiphora wahrscheinlich, welche mit einer simplen One-snip-Erweiterung schon an der Spaltlampe behandelt werden kann.

Eine radiologische Dacryozystografie spielt nur bei konkreten tränenwegschirurgischen Fragestellungen, z. B. nach dem Vorliegen einer Dacryozystozele, eine Rolle. Die radiologische Dacryozystografie ist der Spülung durch den Therapeuten bei der grundlegenden Frage nach einer Stenose der Tränenwege sowohl hinsichtlich Zeit- als auch Kosteneffizienz deutlich unterlegen.

1.2 Apparative Diagnostik

Der klinischen Untersuchung folgt die apparative, okuloplastische Diagnostik, welche im Folgenden näher beleuchtet werden soll.

1.2.1 Fotodokumentation

Die fotografische Dokumentation von Befunden ist für alle lidchirurgischen Krankheitsbilder essenziell und bietet nicht nur einer optimale Verlaufskontrolle, sondern kann auch bei der Aufklärung des Patienten vor lidchirurgischen Eingriffen wertvolle Hilfestellung leisten. Nicht zuletzt schützt eine gute Fotodokumentation auch vor späteren Klagen und dient der Beweissicherung des präoperativen Zustandes.

Die Art der Kamera spielt dabei eine untergeordnete Rolle. Auch Smartphonekameras bieten heute eine für die lidchirurgische Dokumentation ausreichende Bildqualität, wobei jedoch in Hinblick auf den Patienten-Datenschutz streng auf die Vorgaben der Datenschutzgrundverordnung (DSGVO) geachtet werden muss. Eine Nutzung der Smartphonekamera darf nur innerhalb eines DSVGO-konform zertifizierten Praxis- oder Kliniknetzwerkes erfolgen. Zur Integration der digitalen fotografischen Dokumentation in das Praxis- oder Kliniksystem stehen die verschiedensten Programme oder Apps mit DSGVO-Zertifizierung zur Verfügung.

Bessere Ergebnisse als mit einem Smartphone erzielt man mit einer digitalen Spiegelreflexkamera oder einer spiegellosen Systemkamera mit Portrait-Objektiv. Professionelleres Equipment stellt jedoch auch höhere Ansprüche an den Fotografen oder erfordert speziell geschultes Personal.

Gerade Fokus und Schärfentiefe müssen für eine gute Befunddokumentation richtig gewählt werden, um die entscheidenden Details scharf abzubilden.

Neben der Auswahl des Equipments sollte der Lidchirurg darüber hinaus für einen einheitlichen Workflow zur fotografischen Erfassung aller Patienten sorgen. Dies beinhaltet möglichst standardisierte Bildausschnitte (z. B. Portrait im Geradeausblick, Augenausschnitt frontal, Auge im Detail seitlich von rechts und links), eine diffuse Beleuchtung (z. B. LED-Panels) und einen kontraststarken, einfarbigen Hintergrund.

Für die Dokumentation periorbitaler Tumoren kann eine Kamera mit Makroobjektiv oder eine Spaltlampe mit integrierter Kamera hinzugezogen werden.

1.2.2 Gesichtsfeld

Die Perimetrie dient dem Lidchirurgen in erster Linie zur Quantifizierung von Gesichtsfeldeinschränkungen durch Lidfehlstellungen wie Dermatochalasis oder Ptosis und spielt bei der Entscheidung für oder gegen eine medizinische OP-Indikation eine wesentliche Rolle. Hierzu sollte die kinetische Perimetrie nach Goldmann herangezogen werden. Für lidchirurgische Fragestellungen genügt dabei in der Regel die Bestimmung der Außengrenzen mit der Marke III/4.

Alternativ können aber auch automatisierte Perimeter mit einer entsprechenden Prüfmarke Verwendung finden.

Eine medizinische Indikation zur Oberlidblepharoplastik kann laut Stellungnahme der Deutschen Ophthalmologischen Gesellschaft (DOG) bei Einschränkungen des oberen Gesichtsfeldes auf weniger als 20° gestellt werden. Der Gesichtsfeldbefund darf jedoch nicht isoliert lidchirurgisch betrachtet werden, sondern bedarf einer Beurteilung im Kontext des gesamten augenärztlichen Befundes, um Begleiterkrankungen wie z. B. ein Glaukom ausschließen zu können. Auch eine Aggravation bei der Gesichtsfeld-Untersuchung lidchirurgischer Patienten ist denkbar und sollte durch den Untersucher erkannt werden können. Hierfür ist wiederum die kinetische Goldmann-Perimetrie am besten geeignet, indem einzelne Punkte der Außengrenzen wiederholt geprüft werden.

1.2.3 Sonografie

Die Sonografie ist ein einfaches, schmerzloses und gering kostenintensives, bildgebendes Verfahren, welches dem Untersucher binnenstrukturelle Informationen über Pathologien der Orbita und Periorbita bietet und somit wertvolle differenzialdiagnostische Informationen liefert. Hierfür kommt in der Regel eine B-Bild-Sonde mit einer Frequenz von 10–15 MHz und Sektorschallkopf zum Einsatz, mit der sich Bulbus und Orbita gut abbilden lassen. Die Ultraschallfrequenz bestimmt dabei die Eindringtiefe des Schalls in das Gewebe. Je höher die Frequenz, desto besser ist die Auflösung, aber desto geringer ist die Eindringtiefe. Vordere und mittlere Orbita sind in der Regel gut sonografisch abbildbar. Die Orbitaspitze ist jedoch nur schwierig sonografisch darzustellen. Ebenso schwer sonografisch untersuchbar sind oberflächliche Pathologien.

▶ **Praxistipp** Unter Zuhilfenahme einer Vorlaufstrecke können auch Informationen zu oberflächlichen Läsionen gewonnen werden. Eine Vorlaufstrecke kann einfach mit Hilfe eines mit Wasser oder Methocel gefüllten Latex-Fingerlings über der Ultraschallsonde improvisiert werden.

So können dann beispielsweise solide von zystischen Veränderungen unterschieden werden. Und auch eine Vermessung ist für die Verlaufskontrolle ohne größeren Aufwand durchführbar.

Bei Verdacht auf eine endokrine Orbitopathie kann die sonografische Untersuchung der Augenmuskeln wertvolle Zusatzinformationen liefern, indem die extraokularen Muskeln geschallt werden. Die Darstellung der Mm. recti sollte dabei in Längsrichtung erfolgen, da der verdickte Muskelbauch bei endokriner Orbitopathie häufig erst hinter dem Bulbus auffällig wird. Eine aktive Entzündung der Augenmuskeln führt echografisch zu einer Muskelverdickung mit hypo- bis normalreflektivem Muskelbinnenecho. Im Laufe der Fibrosierung nimmt die Reflektivität der Muskulatur zu und der Muskel wird zunehmend isoreflektiv zum umgebenden Orbitagewebe.

Auch die generelle Frage nach raumfordernden Prozessen bei Exophthalmus, sollte immer primär sonografisch untersucht werden. Das normale Orbitagewebe ist durch sein Fettgewebe, welches von bindegewebigen Septen, Blutgefäßen und Nerven durchzogen ist, in der Sonografie hoch reflektiv mit heterogenen Schallabschwächungen. Die meisten orbitalen Pathologien grenzen sich davon hyporeflektiv mit homogenerem Binnenecho ab. Zysten sind durch ihre Flüssigkeitsfüllung klassischerweise echoleer, wobei Dermoidzysten durch ortsfremde Gewebestrukturen (Haare, Zähne) in der Zystenkapsel auch echoreich erscheinen können.

1.2.4 Radiologische Bildgebung

Die Computertomografie (CT) und die Magnetresonanztomografie (MRT) sind die gebräuchlichsten radiologischen, bildgebenden Verfahren für den okuloplastischen Chirurgen. Sie kommen immer dann zum Einsatz, wenn Informationen über die knöcherne Struktur der Orbita, über Raumforderungen oder entzündliche Prozesse innerhalb der Orbita und Periorbita benötigt werden, die mit der Sonografie allein nicht beantwortet werden können.

Zum Ausschluss einer tumorösen Raumforderung genügt in der Regel eine native CT ohne Kontrastmittel. Die CT ist darüber hinaus besonders geeignet zur Beurteilung der knöchernen Struktur der Orbita und gibt Informationen über knöcherne Arrosionen von Lid- und Orbitatumoren. So kann eine präoperative CT bei großen Basalzellkarzinomen sinnvoll sein, um deren knöcherne Beteiligung und evtl. Ausdehnung über die Orbita hinaus zu erkennen. Die CT ist jedoch mit einer signifikanten Strahlenbelastung verbunden, weshalb sie bei Kindern vermieden werden sollte. Die MRT kommt hingegen ohne ionisierende Strahlung aus, ist jedoch deutlich zeit- und kostenintensiver als die CT. Steht die Frage nach Weichteilveränderungen oder nach Entzündungen im Vordergrund oder soll eine bereits CT-grafisch festgestellte Raumforderung differenzialdiagnostisch näher eingegrenzt werden, ist die MRT das Verfahren der Wahl.

Im OP

2.1 Patientenvorbereitung, Lagerung, Sterile Abdeckung

Lidchirurgische Eingriffe sind grundsätzlich unter aseptischen Bedingungen durchzuführen, auch wenn die hygienischen Anforderungen an lidchirurgische Eingriffe geringer sind als z. B. an intraokulare Eingriffe. Die Leitlinie der Deutschen Gesellschaft für Krankenhaushygiene (DGKH) listet lidchirurgische Eingriffe in der Kategorie B, invasive Eingriffe mit geringem Infektionsrisiko, und verlangt die Durchführung in einem Eingriffsraum der Raumklasse II.

Die Lagerung der Patienten für lidchirurgische Eingriffe erfolgt in Rückenlage auf einer OP-Liege mit Kopfschale, die hinreichende Stabilität für den Kopf und dennoch genug Raum zur Bewegung des Operateurs um den Kopf des Patienten bietet, da lidchirurgische Eingriffe oft intraoperative Positionswechsel des Operateurs erfordern. Für die Entnahme von Hauttransplantaten retroaurikulär oder am Oberarm, sollte der OP-Tisch Möglichkeiten zur Auslagerung des Armes und zur Seitenlagerung des Kopfes bieten.

Zur präoperativen Vorbereitung erhält der Patient zunächst topisch anästhesierende Augentropfen (z. B. Oxybuprocain), um die Manipulation am Auge für den Patienten angenehmer zu gestalten und ein Brennen der anschließenden Desinfektion zu vermeiden. Die Hautdesinfektion erfolgt danach mit Povidon-Iod 10 %. Alternativ können Antiseptika mit Chlorhexidin oder Octenidindihydrochlorid Anwendung finden. Eine antiseptische Bindehautspülung ist bei lidchirurgischen Eingriffen nicht zwingend erforderlich. Aufgrund der talgdrüsenreichen Haut im Gesicht sollte Povidon-Iod-Lösung zur sicheren Asepsis über 10 min einwirken und mehrfach aufgetragen werden.

Zum perioperativen Monitoring des Patienten, empfiehlt sich als Minimallösung für kleinchirurgische Eingriffe die Anlage eines Finger-Pulsoxymeters. Für Eingriffe länger als 10 min sollten darüber hinaus eine Blutdruckmanschette und ein Venenzugang angelegt werden, um vasovagalen Synkopen schnell und effektiv begegnen zu können.

▶ **Praxistipp** Die Programmierung einer Schocklagerung im OP-Tisch (Kopf tief, Beine hoch) ermöglicht die rasche Reaktion auf vasovagale Reaktionen während des Eingriffs.

Die sterile Abdeckung des OP-Bereichs kann auf verschiedenste Arten erfolgen. Für kleinchirurgische Eingriffe (z. B. Chalazion, Tumorexzision, Zügelplastik) eignet sich gut ein einfaches Lochtuch mit einer zentralen Öffnung von ca. 6 cm. Für beidseitige Eingriffe (z. B. Blepharoplastik) oder Eingriffe, die eine Beobachtung des anderen Auges zur Dosierung erfordern (z. B. Ptosis-OP), kann das ganze Gesicht abgewaschen und mit einem Tuch mit Gesichtsausschnitt oder zwei U-Tüchern um das Gesicht des Patienten abgedeckt werden. Dass bei dieser Abdeckmethode Mund und Nase frei bleiben, wird von den meisten Patienten als angenehm empfunden. Sterile Tücher, die Mund und Nase bedecken, können durch einen flexiblen Anästhesiebogen auf Abstand gehalten werden.

Eine OP-Vorbereitung nach den genannten Empfehlungen ermöglich dann eine sichere und effektive Operation.

2.2 Anästhesie in der Lidchirurgie

Ziel der Anästhesie ist es, den chirurgischen Eingriff schmerzfrei, stressarm und unter möglichst entspannten Bedingungen für Patient und Chirurg durchführen zu können.

Lidchirurgische Eingriffe lassen sich selbstverständlich immer in Allgemeinanästhesie durchführen, was jedoch gerade für ältere Patienten mit einer physiologischen Belastung und einem nicht zu vernachlässigenden Narkoserisiko verbunden ist. Außerdem geht eine Vollnarkose mit einem erhöhten personellen und medizintechnischen Aufwand, auch im Anschluss an den eigentlichen Eingriff, einher.

2.2.1 Lokalanästhetika und Adjuvanzien

Die meisten lidchirurgischen Eingriffe lassen sich gut in Lokalanästhesie durchführen und je nach Patientenwunsch mit einer Sedierung kombinieren. In der Regel genügt die lokale subkutane Infiltration des Operationsgebietes für eine suffiziente Anästhesie. Ausgedehntere Eingriffe über die Orbitagrenzen hinaus können je nach Bedarf mit einer Nervblockade kombiniert werden, z. B. ein Supraorbitalis-Block für Eingriffe an der Braue oder ein Infraorbitalis-Block für Eingriffe über die untere Orbitakante hinaus.

2.2 Anästhesie in der Lidchirurgie

Tab. 2.1 Überblick über die gebräuchlichsten Lokalanästhetika in der Lidchirurgie

Wirkstoff	Handelsname	Wirkungseintritt	Wirkdauer (ohne Adrenalin) [min]	Besonderheiten/ Nebenwirkungen
Procain	Novocain®	schnell	kurz, 45–60	Kaum noch im Einsatz
Lidocain	Xylocain®	schnell	mittel, 60–120	Antiarrhythmikum, hepatische Metabolisierung
Prilocain	Xylonest®	schnell	mittel, 60–120	Methämoglobinämie bei hohen Dosen
Mepivacain	Scandicain®, Meaverin®	schnell	mittel, 90–180	Hepatische Metabolisierung
Articain	Ultracain®	schnell	mittel, 30–180	Hauptsächlich zahnheilkundlicher Einsatz
Bupivacain	Bucain®	langsam	lang, 240–480	Starke Motorblockade, Kardiotoxizität
Ropivacain	Naropin®	langsamer	lang, 240–360	Ähnliche Wirkstärke wie Bupivacain bei geringerer Kardiotoxizität

Tab. 2.1 gibt einen Überblick über die gebräuchlichsten Lokalanästhetika, die sich in Wirkschnelligkeit, Wirkdauer und Nebenwirkungspotenzial unterscheiden. Die Wahl des geeignetsten Lokalanästhetikums richtet sich patientenindividuell nach der Dauer des geplanten Eingriffs und den Begleiterkrankungen des Patienten. Um einen raschen Wirkeintritt zu erreichen und gleichzeitig die Wirkdauer zu erhöhen, können Lokalanästhetika auch in Kombination, beispielsweise Lidocain mit Ropivacain zu gleichen Teilen, verwendet werden.

Zur Verlängerung der Wirkdauer ist darüber hinaus ein Zusatz von Adrenalin, meist 1:100.000 oder 1:200.000, üblich und sinnvoll. Dies führt zu einer Vasokonstriktion im Infiltrationsgebiet und dadurch zu einer verlangsamten Metabolisierung des Lokalanästhetikums. Als positiver Nebeneffekt wird das Gewebe durch die Vasokonstriktion blutärmer und erfordert weniger Hämostase bei der Präparation. Der Zusatz von Adrenalin bewirkt darüber hinaus eine Kontraktion glatter Muskulatur, was insbesondere beim Einsatz in der Ptosis-Chirurgie beachtet werden muss (Abschn. 2.3).

Manche Chirurgen fügen dem Lokalanästhetikum außerdem Hyaluronidase hinzu, was die Diffusion ins Gewebe erleichtert und somit geringere Menge an Lokalanästhetikum nötig macht. Jedoch beschleunigt die Hyaluronidase auch die Resorption des Lokalanästhetikums und verkürzt die Wirkdauer.

Aktueller Hintergrund
Zur Steigerung des Patientenkomforts während der Injektion des Lokalanästhetikums konnten folgende Punkte identifiziert werden (Gostimir et al. 2019):

- *Langsame Injektion des Anästhetikums*: Eine langsame Injektion reduziert Schmerzen bei der Lokalanästhesie, vermutlich durch die langsamere Gewebedehnung und ein paralleles Einsetzen der anästhesierenden Wirkung
- *Anwärmen des Lokalanästhetikums*: Eine auf Körpertemperatur vorgewärmte Injektionslösung führt zu geringeren Schmerzen bei der Injektion
- *Gepuffertes Lidocain*: Die Azidität der Lidocainlösung kann durch Zusatz von Natriumbikarbonat gepuffert und so das brennende Gefühl bei der Injektion verringert werden. Hierfür wird Natriumbicarbonat 8,4 % mit Lidocain 1 % + Adrenalin 1:200.000 im Verhältnis 1:10 gemischt.
- *Topische Anästhesie*: Bupivacain Augentropfen vor einer konjunktivalen Injektion verringern den Punktionsschmerz. Kutane topische Anästhesie (z. B. Lidocain Gel) wirkt zeitlich so verzögert, dass eine Applikation vor der Injektion nicht empfohlen wird
- *Kühlung*: Eine Kühlung des Injektionsgebiets für zwei Minuten vor der Injektion konnte die Schmerzreaktion signifikant reduzieren.

2.2.2 Techniken der Lokalanästhesie

Die einfachste und für die meisten lidchirurgischen Eingriffe ausreichende Form der Lokalanästhesie ist die Infiltrationsanästhesie. Hierbei wird das Operationsgebiet subkutan mit dem Anästhetikum infiltriert. Die Injektion erfolgt am besten über eine 27G-Kanüle, die einen idealen Kompromiss zwischen Kanülendicke und Durchflussrate bietet. Pro Lid kommen in der Regel 2–4 ml Lokalanästhesie zum Einsatz. Die Infiltration mit der Lokalanästhesie wirkt darüber hinaus als Hydrodissektion in der Ebene der Injektion. Eine Schicht für die spätere Präparation lässt sich daher bereits durch die gezielte Injektion des Lokalanästhetikums präformieren. Strebt der Chirurg beispielsweise im Rahmen einer Blepharoplastik die Hautresektion unter Schonung des M. orbicularis an, lässt sich dies durch gezielte subkutane Injektion der Lokalanästhesie in die Schicht zwischen Haut und Orbicularis erleichtern.

Sollten im Verlauf des Eingriffes Schmerzen durch Überschreitung der Wirkdauer oder durch Präparation über den infiltrierten Bezirk hinaus auftreten, können ergänzende Gaben erfolgen. Systemische Komplikationen durch hohe Dosen des eingesetzten Lokalanästhetikums sind bei lidchirurgischen Mengen äußerst selten, können jedoch prinzipiell lebensbedrohlich sein. Eine intravasale Injektion muss insbesondere bei Adrenalinzusatz vermieden werden, um systemische Komplikationen zu unterbinden. Eine kurze Aspiration vor der Injektion schließt die versehentliche Gefäßpunktion aus. Allergische Reaktionen auf das Lokalanästhetikum sind möglich, aber selten. Notfallmedikamente zur Behandlung einer Anaphylaxie sollten dennoch stets greifbar sein.

Häufigste Komplikation der Injektion ist ein sekundäres Hämatom, welches die spätere Präparation erschweren kann. Die Einstichstelle sollte daher mit Abstand zu den bekannten Gefäßarkaden des Lides und zu sichtbaren Gefäßverläufen gewählt werden. Außerdem empfiehlt sich nach der Aspiration ein langsames Vorschieben der Kanüle unter stetiger Injektion, sodass sich die Kanülenspitze nicht mehr scharf, sondern stumpf in der durch die Flüssigkeit geschaffenen Dissektionsebene bewegt. Eine weitere potenzielle Komplikation der Lokalanästhesie ist die akzidentelle Punktion des Augapfels, weshalb die Stichrichtung, gerade am Oberlid, immer flach und vom Bulbus weg erfolgen muss (Abb. 2.1).

Für eine gezielte Nervenblockade über den infiltrierten Bereich hinaus sind für den Lidchirurgen drei sensible Nerven interessant (Abb. 2.2):

- N. infraorbitalis: Innerviert die Haut und Bindehaut des Unterlides sowie die Haut der Wange bis zur Oberlippe und die laterale Nase. Der Nerv lässt sich direkt an seiner Austrittstelle, dem Foramen infraorbitale, durch Injektion von 2–3 ml Lokalanästhetikum blockieren. Das Foramen infraorbitale lässt sich vor der Injektion durch Palpation gut identifizieren. Eine Infraorbitalis-Blocke erlaubt ausgedehnte Eingriffe am Unterlid und über die inferiore Orbitakante hinaus.
- N. supraorbitalis: Innerviert das laterale Oberlid, die Braue und die Stirn bis zum Scheitel
- N. supratrochlearis: Innerviert das nasale Oberlid und die mediale Braue.

Eine Para- oder Retrobulbäranästhesie ist über die reine Lidchirurgie hinaus für Enukleationen oder Eviszerationen gut geeignet.

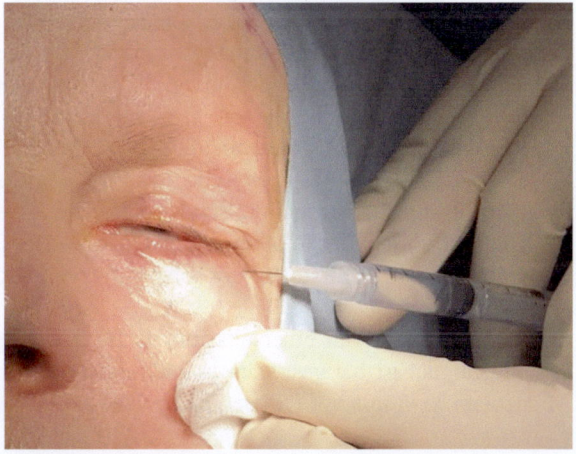

Abb. 2.1 Infiltrationsanästhesie vor einer Tarsalzungenplastik. (© Keserü/Dulz 2024. All rights reserved)

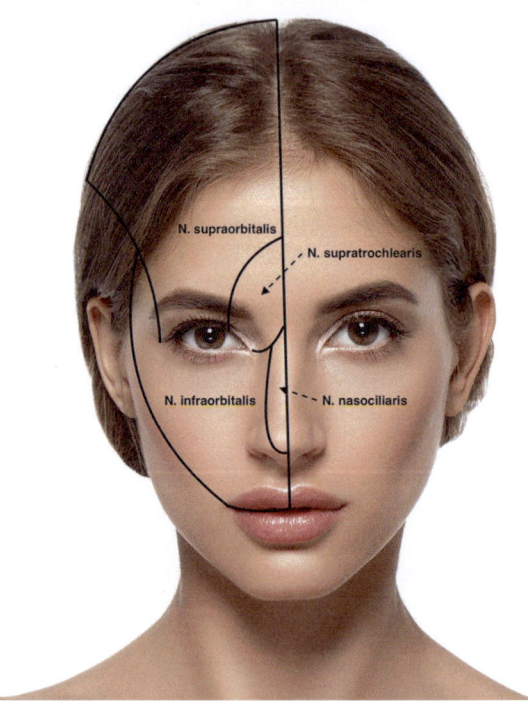

Abb. 2.2 Sensible Innervation der periorbitalen Region. (istock.com/utkamandarinka, Abbildung modifiziert)

2.2.3 Perioperative Sedierung

Bei längerer OP-Zeit, ängstlichen Patienten und zur Erhöhung des Patientenkomforts ist eine perioperative Sedierung zusätzlich zur Lokalanästhesie eine sinnvolle Ergänzung. Idealerweise erfolgt diese in Zusammenarbeit mit einem Anästhesisten, der diese gezielt steuert und die Vitalparameter des Patienten kontinuierlich überwacht. Jede Sedierung erfordert ein kontinuierliches Monitoring des Patienten mittels Pulsoxymetrie, EKG und Blutdruckmessung. Eine prophylaktische Sauerstoffgabe ist nicht zwingend erforderlich, die Sauerstoffgabe wird jedoch im Rahmen einer Sedierung bei Sättigung <92 % empfohlen.

▶ **Praxistipp** Eine Sauerstoffzufuhr birgt immer das Risiko der Bildung explosionsfähiger Gasgemische und gerade im Zusammenhang mit der Anwendung elektrochirurgischer Geräte oder eines Lasers das Risiko von Verpuffungen. Das Pooling von Sauerstoff unter OP-Tüchern sowie eine übermäßige Sauerstoffzufuhr sollte daher vermieden werden.

Die Sedierung kann einerseits mittels Benzodiazepinen erfolgen. Hierfür am besten geeignet ist bei gesunden Erwachsenen die intravenöse Gabe von 1–3 mg Midazolam ca. 5 min vor OP-Beginn, welche im Verlauf der OP in 1-mg-Schritten bis zu einer Gesamtdosis von maximal 5 mg gesteigert werden kann. Midazolam bewirkt eine manchmal auch positiv empfundene anterograde Amnesie. Mit steigender Dosis erhöht sich jedoch das Risiko für eine Atemdepression, weshalb eine kontinuierliche Überwachung der Vitalparameter obligat ist. Bei verringerter Atmung und fallender Sättigung kann der Patient zu tiefen Atemzügen aufgefordert werden. Paradoxe Reaktionen auf Midazolam mit Erregungszuständen sind gerade bei älteren Patienten und Kindern möglich und erfordern ggf. einen OP-Abbruch. Besondere Vorsicht gilt bei Patienten mit Nieren- oder Leberinsuffizienz aufgrund der Wirkverstärkung. Die intravenöse Gabe von Midazolam ist der oralen Gabe von Diazepinen hinsichtlich Steuerung des Wirkeintrittes und der Dauer der Sedierung deutlich überlegen.

Auch eine Sedierung mit Alfentanil als potentes, kurz wirksames Opioid-Analgetikum ist möglich. Hierfür werden zwei Minuten vor Beginn der chirurgischen Maßnahme bei gesunden Erwachsenen 0,75–1,5 mg Alfentanil (10–20 μg/kg KG) als Bolus intravenös appliziert. Das Opioid wirkt dann für ca. 10 Minuten analgetisch und beruhigend. Der Patient bleibt jedoch bei Bewusstsein und ist ansprechbar, weshalb die Alfentanil-Sedierung im Englischen als „conscious sedation" bezeichnet wird. Alfentanil wirkt atemdepressiv und kann zu Übelkeit und Erbrechen führen. Eine stetige peri- und postoperative Überwachung ist daher obligat.

Darüber hinaus stellt die tiefe Analgosedierung mit Propofol und Fentanyl eine weitere Möglichkeit zur Sedierung lidchirurgischer Patienten dar. Hierfür wird Propofol gewichtsadaptiert und als kontinuierliche Infusion intravenös verabreicht. Fentanyl dient gleichzeitig der potenten Analgesie. Eine tiefe Analgosedierung mit Propofol erfordert zwingend die Steuerung durch einen Facharzt für Anästhesie und im Bedarfsfall eine unterstützte Beatmung.

2.3 Instrumente

Für die Lidchirurgie gibt es verschiedenste Instrumente und auch fertig zusammengestellte Instrumentensets verschiedenster Hersteller. Jeder Chirurg entwickelt während seiner Laufbahn Vorlieben für bestimmte Instrumente und nutzt andere weniger gern. Daher können im Folgenden auch nur orientierende Empfehlungen gegeben werden. Jeder Lidchirurg wird mit der Zeit sein bevorzugtes Instrumentarium finden.

Grundsätzlich muss auch über den Einsatz von Einmalinstrumenten nachgedacht werden, deren Einsatz und auch Qualität in den letzten Jahren spürbar zugenommen hat. Dies liegt daran, dass mit Single-use-Instrumenten die Aufbereitung und Sterilisationsprozesse wegfallen, die personal-, kosten- und bürokratieintensiv sind. Insgesamt sind Einmalinstrumente jedoch herkömmlichen chirurgischen Instrumenten hinsichtlich Stabilität, Schärfe und Präzision weiterhin unterlegen, sodass sich die Investition in eine Instrumentenaufbereitung oder einen ausgelagerten Resterilisationsprozess sicher lohnt.

2.3.1 Skalpell

Auch bei den Skalpellen können zunächst Einmalskalpelle und Skalpell-Handstücke mit Einmalklingen unterschieden werden. Auch hier ist die Qualität und Präzision der Schnittführung von Einmalklingen auf einem resterilisierbaren Handstück den Einmalskalpellen mit Plastikhandstück oft überlegen.

In der Lidchirurgie kommen am häufigsten die Klingenformen der Figuren 11 und 15 zum Einsatz. Die 11er-Klinge dient Stichinzisionen, wie zur Spaltung eines Abszesses oder zur Eröffnung eines Chalazions. Die 15er-Klinge wird für Hautinzisionen genutzt.

2.3.2 Scheren

Prinzipiell lassen sich bei den Scheren herkömmliche Scheren mit frei beweglichen Branchen und Fingeröffnungen von Federscheren unterscheiden. Beide Modelle sind in verschiedenen Größen und mit geraden oder gebogenen Klingen und scharfer oder stumpfer Spitze erhältlich. Während manche Lidchirurgen zur Standard-Präparation eine Federschere nach Westcott präferieren, bevorzugt der Autor eine Sehnenschere nach Stevens mit stumpfer, gebogener Spitze. Hierdurch kann die Scherenspitze im geschlossenen Zustand wie ein Dissektor zur stumpfen Präparation genutzt werden.

Für besonders feine Exzisionen, z. B. von Lidrandzysten oder einer Chalazionkapsel, eignet sich darüber hinaus eine feine Federschere nach Vannas (Abb. 2.3).

2.3.3 Pinzetten

Die Vielfalt der verfügbaren Instrumente setzt sich bei den Pinzetten fort. Es empfehlen sich für ein lidchirurgisches Standard-Instrumentarium eine anatomische Pinzette und jeweils eine grobe und feine Versionen einer chirurgischen Pinzette sowie eine besonders feine Kolibri-Pinzette (Abb. 2.4).

2.3.4 Haken und Retraktoren

Als Standard-Retraktoren sind ein Desmarres-Haken und ein scharfes zwei- bis vierzinkiges Häkchen in der Regel ausreichend (Abb. 2.5). Diese dienen zur Visualisierung innerhalb der Inzision und zur mechanischen Distraktion. Für spezialisiertere Eingriffe können zusätzlich Orbitaspatel oder für Unterlidblepharoplastiken eine Lidplatte nach Jäger sinnvoll sein (Abschn. 12.3.3).

2.3 Instrumente

Abb. 2.3 Lidchirurgische Scheren. Links Federschere nach Vannas, rechts Sehnenschere nach Stevens. (© Keserü/Dulz 2024. All rights reserved)

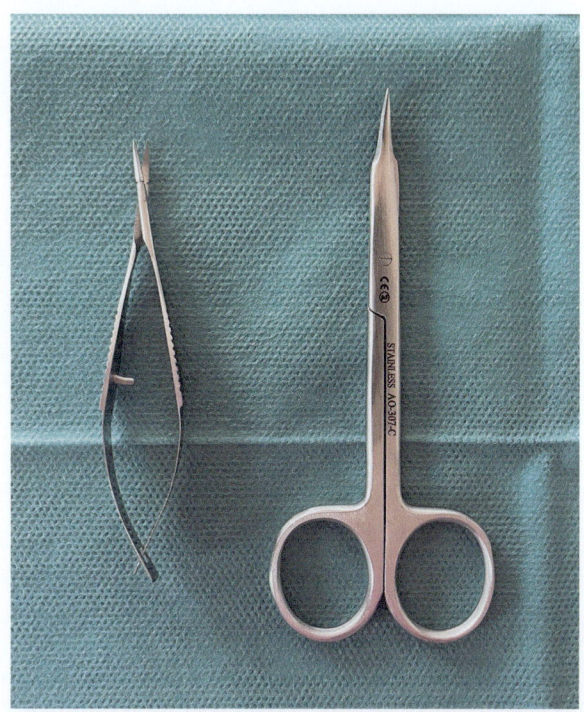

Abb. 2.4 Verschiedene Pinzetten (v.l.n.r.): chirurgisch fein, chirurgisch grob, anatomisch. (© Keserü/Dulz 2024. All rights reserved)

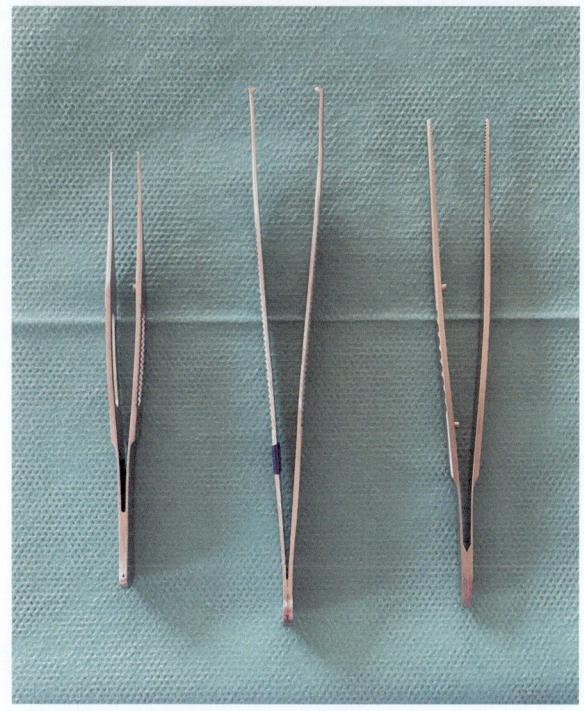

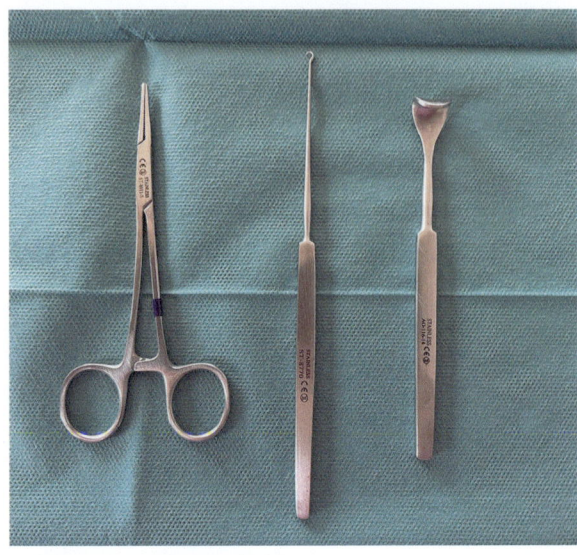

Abb. 2.5 Sonstige Instrumente (*v.l.n.r.*): Mosquito-Klemme, Wundhäkchen, Desmarres-Haken. (© Keserü/Dulz 2024. All rights reserved)

2.3.5 Nadelhalter

In der augenärztlichen Lidchirurgie kommen traditionell hauptsächlich Mikronadelhalter, z. B. nach Barraquer oder nach Castroviejo zum Einsatz, die hinsichtlich Präzision den herkömmlichen Makrochirurgischen Nadelhaltern überlegen sind. Jedoch haben insbesondere zu feine Mikronadelhalter Schwierigkeiten mit der Rotationsstabilität, sodass sich für gröbere, tief zu führende Nähte mit größeren Nadeln (z. B. bei Zügelplastik oder SOOF-Lift) zusätzlich ein Standard-Nadelhalter (z. B. nach Mayo-Hegar oder nach Halsey) empfiehlt (Abb. 2.6).

2.3.6 Messwerkzeuge

Die meisten chirurgischen Markierungsstifte beinhalten ein grobes Lineal oder eine Maßskala am Stift selbst. Dies genügt jedoch für lidchirurgisch präzise Vermessung, z. B. des Abstandes der Lidfurche, nicht. Hierfür eignet sich am besten ein Zirkel nach Castroviejo. Für die Markierung von Blepharoplastiken sollte der Markierungsstift darüber hinaus eine feine Spitze besitzen, um die Genauigkeit der Vermessung auch auf die Haut zu übertragen.

2.3.7 Sonstiges

Für die Exzision von Chalazien sollten Chalazionklemmen (z. B. nach Lambert) und scharfe Löffel (z. B. nach Meyhoefer) zur Kürettage zur Verfügung stehen. Eine Chalazionklemme erleichtert darüber hinaus auch die Exzision kleinerer Lidkanten-

2.3 Instrumente

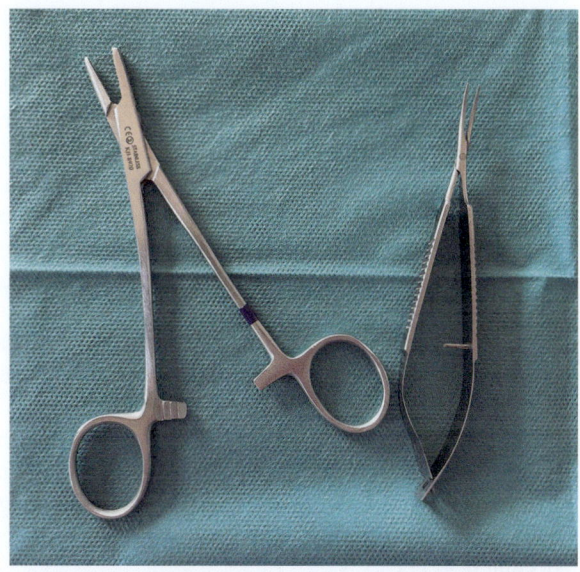

Abb. 2.6 Nadelhalter: Links nach Mayo-Hegar, rechts Mikronadelhalter nach Castroviejo. (© Keserü/Dulz 2024. All rights reserved)

tumoren. Eine Arterienklemme nach Mosquito eignet sich zusätzlich zum Anklemmen einer Traktionsnaht oder zur Hämostase bei Orbitafettresektionen. Der Einsatz einer Bulbus-Schutzschale kann den Patientenkomfort durch Abschirmung des hellen OP-Lichts erhöhen, kann aber durch Irritation der Bulbusoberfläche oder sogar Herbeiführen einer Hornhauterosion das Gegenteil bewirken. Vom generellen Einsatz einer Bulbus-Schutzschale wird daher abgeraten.

2.3.8 Lupenbrille

Es soll Lidchirurgen geben, die gänzlich ohne vergrößernde Sehhilfen arbeiten und manche Ophthalmochirurgen nutzen zur Lidchirurgie das Operationsmikroskop. Für lidchirurgische Eingriffe ist jedoch, beispielsweise bei der Levatorchirurgie oder bei der Rekonstruktion eines Tränenweges, eine Vergrößerung unabdingbar und ein Mikroskop dennoch zu immobil und zu hoch vergrößernd, um den Überblick über das gesamte OP-Feld zu behalten. Daher empfiehlt sich für die Lidchirurgie der Einsatz einer Lupenbrille. Auch hier gibt es verschiedene Systeme und Hersteller, die passend zum Träger und zu dessen Arbeitsabstand ausgewählt werden müssen. Im Allgemeinen empfiehlt sich für lidchirurgische Eingriffe eine 2- bis 4-fache Vergrößerung. Viele Lupenbrillen lassen zusätzlich die Montage einer Lichtquelle zu, welche die Ausleuchtung tiefer Wundhöhlen wie in der Tränenwegs- und Orbitachirurgie deutlich erleichtert.

2.4 Verbände

Postoperative Verbände dienen nicht nur dem Schutz der Wunde vor äußeren Einflüssen und Infektionsquellen, sondern sollen die Wunde im Prozess der physiologischen Wundheilung bestmöglich unterstützen. Der Druck eines postoperativen Verbandes wirkt der Schwellung des Gewebes entgegen und hilft Nachblutungen zu vermeiden. Darüber hinaus sollte frisch rekonstruiertes und evtl. transplantiertes Gewebe für die erste Phase der Einheilung feucht gehalten werden. Oberflächliche Erosionen der Haut wie z. B. nach einem Resurfacing benötigen ebenso ein feuchtes Milieu zur raschen Reepithelialisierung.

Generell empfiehlt sich daher ein postoperativer Verband, auch wenn dieser insbesondere nach beidseitigen Eingriffen nicht oder nur für kurze Zeit präoperativ angelegt werden kann.

Eine Blepharoplastik oder Ptosis-OP benötigt jedoch nicht zwingend einen Verband. Steristrips zur Abdeckung der Wunde reichen aus, und der Patient ist in der Lage, baldmöglichst nach dem Eingriff mit der Kühlung zu beginnen. Gekühlt werden sollte kühlschrankkalt. Die optimale Gewebetemperatur für die abschwellende Wirkung liegt bei 15 °C.

Der postoperative Verband nach einer einfachen Lidkorrektur (z. B. Entropium-OP) besteht idealerweise zunächst aus einer kombiniert antibiotischen und steroidalen Augensalbe (z. B. Dexamethason-/Gentamicinsalbe). Das Antibiotikum schützt die Wundränder vor einer Infektion. Das Steroid wirkt zusätzlich abschwellend und vermeidet eine überschießende, entzündliche Wundreaktion. Eine Fettgaze als direkte Wundauflage vermeidet ein Verkleben des Verbandes mit der Wunde und erleichtert den Verbandwechsel. Hierüber wird dann eine Augenkompresse mit hautschonenden, hypoallergenen Pflasterstreifen fixiert. Bei starker Sekretbildung oder leichten Nachblutungen aus den Wundrändern können ausgezogene Mullkompressen als „Wölkchen" zwischen Fettgaze und Augenkompresse zusätzlich Sekret aufnehmen und Druck über der Wunde aufbauen. Der Verband kann nach kleinen lidchirurgischen Eingriffen in der Regel bereits am ersten postoperativen Tag abgenommen werden und benötigt keine weitere Erneuerung.

Im Falle ausgedehnter, periorbitaler Rekonstruktionen mit Hauttransplantaten sollte der Verband länger belassen bzw. über mehrere Tage bis zur sichtbaren Vitalisierung des Transplantates täglich erneuert werden. Außerdem empfiehlt sich ein feuchtes Wundmilieu. Dies erzielt man am einfachsten durch Befeuchtung der ausgezogenen Mullkompressen zwischen Fettgaze und Augenkompresse. Ist die Wundfläche zu groß für einen herkömmlichen Augenverband, kann zur Fixierung der Wundauflagen ein Kopfwickelverband mit einer elastischen Binde sinnvoll sein.

Eine Sonderform des Augenverbandes stellen Uhrglasverbände dar, die als Okklusivverband bei Patienten mit Lagophthalmus für eine stetig feuchtes okuläres Milieu sorgen und einer Expositionskeratopathie entgegenwirken. Wichtig ist die Applikation von reichlich pflegender Augensalbe (z. B. Dexpanthenol oder Vitamin-

2.4 Verbände

A-Augensalbe) vor der Anlage des Uhrglasverbandes. Das dann zirkulär um den Orbitarand angebrachte Pflaster sorgt für eine stets feuchte Höhle. Ein beschlagenes Uhrglas wird zwar von manchen Patienten als störend beschrieben, ist aber aus ärztlicher Sicht erwünscht.

▶ **Praxistipp** Ein Uhrglasverband lässt sich mit handelsüblicher Frischhaltefolie und Vaseline improvisieren. Dies hilft insbesondere Patienten, die auf das Pflaster des Uhrglasverbandes mit Hautreizungen reagieren. Hierfür wird Vaseline rings um den Orbitarand aufgetragen und anschließend die Frischhaltefolie zur Abdeckung auf der Vaseline fixiert. Dies hält zwar weniger gut als herkömmliche Uhrglasverbände, bietet aber eine hautschonendere Alternative.

3 Operabilität des Patienten

Jeder Indikation zu einem chirurgischen Eingriff steht ein gemeinsames Abwägen von Arzt und Patient über das Verhältnis aus Nutzen und Risiko voran. Nicht selten stehen einer Operation jedoch Umstände gegenüber, die entweder das Risiko des Eingriffes für den Patienten erhöhen oder der Eingriff selbst für den Operateur erschweren.

Allgemeingültige Aussagen lassen sich für die Entscheidung zur Operabilität von Patienten leider nur schwer machen. Die folgenden Überlegungen sollen jedoch Hilfestellung bei dieser Entscheidung leisten.

3.1 Patientenalter

Das Patientenalter steht nicht generell ab einer bestimmten Grenze der Operabilität im Weg. Jedoch steigt mit zunehmendem Patientenalter das Risiko für Komplikationen jeglicher Art. Auch Demenzerkrankungen nehmen mit steigendem Alter zu und die Compliance dementer Patienten ist häufig stark eingeschränkt. Dem Wunsch des Operateurs nach einer Narkose steht dann oft die Beurteilung der Narkosefähigkeit durch den Anästhesisten entgegen.

Der Aufwand und das Risiko eines Eingriffes muss aber immer in Relation zum Patientenalter und somit zum erwartbaren Nutzen für den Patienten betrachtet werden. Hierbei spielt die Lebensqualität und deren Einschränkung durch aufwendige Eingriffe oder reduziertere Therapieoptionen eine wesentliche Rolle. Dies erfordert nicht selten intensive Gespräche mit dem Patienten und seinen Angehörigen oder auch Betreuern.

Je nach therapeutischen Alternativen sollte daher für nicht narkosefähige Patienten der geringst mögliche Aufwand und die kürzeste OP-Dauer gewählt werden. Ein kurativer Ansatz muss dann manchmal einer palliativen Strategie weichen. Ein multimorbider Patient mit Fazialisparese und perforiertem Ulkus profitiert bei ausreichendem Visus auf der Gegenseite evtl. eher von einer blutigen Tarsorrhaphie, als von einer Unterlidkorrektur mit SOOF-Lift und Lidgewichtsimplantation. Ein 90-jähriger Patient mit Basalzellkarzinom profitiert evtl. eher von einer palliativen Reduktion der Tumormasse durch Cryotherapie oder Vismodegib, als von einer mehrzeitigen Tumorresektion und aufwendigen Rekonstruktion.

Wie bereits erwähnt sind dies keine allgemein gültigen Empfehlungen, sondern nur ein Rat zur intensiven Betrachtung der therapeutischen Optionen im Gesamtkontext.

3.2 Antikoagulation

Das Risiko für Blutungskomplikationen steigt durch die Einnahme von Antikoagulanzien oder Thrombozytenaggregationshemmern, ist jedoch bei lidchirurgischen Eingriffen allgemein gering. Nichtsdestotrotz besteht insbesondere bei Eingriffen, die das orbitale Septum eröffnen, das Risiko eines visusbedrohenden Retrobulbärhämatoms. Das Risiko einer orbitalen Blutung nach Blepharoplastik wird in der Literatur mit 1:2000 angegeben. Das Risiko für irreversible Visusverluste ist mit 1:22.000 noch deutlich geringer.

Die Einnahme von Blutverdünnern ist ein Hauptrisikofaktor für Blutungskomplikationen; sie dient dem Patienten jedoch zum Schutz vor kardiovaskulären Erkrankungen. Der Grund für die Antikoagulanzieneinnahme sollte daher in Relation zum Blutungsrisiko des geplanten Eingriffes gesetzt werden.

Hierzu muss zunächst das Blutungsrisiko des Eingriffes selbst beurteilt werden. In der Lidchirurgie können prinzipiell alle septumeröffnenden Eingriffe mit einem erhöhten Blutungsrisiko bewertet werden. Darüber hinaus zählen Dacryozystorhinostomien zu den Eingriffen mit erhöhtem Blutungsrisiko. Alle präseptalen Eingriffe haben ein geringes Blutungsrisiko.

Danach muss das kardiovaskuläre Risiko des Patienten bewertet werden. Ein Patient mit frischem Stent oder kurz nach einem Apoplex hat einen dringenderen therapeutischen Bedarf an seine blutverdünnende Therapie als ein Patient ohne kardiovaskuläres Ereignis in der Vorgeschichte mit lediglich prophylaktischer ASS-Einnahme. Bei Patienten frisch nach einem kardiovaskulären Ereignis und mit Thrombozytenaggregationshemmern (evtl. sogar doppelt), sollte ein Eingriff mit hohem Blutungsrisiko ggf. verschoben werden, sofern es die Dringlichkeit des Eingriffes zulässt. Ein Eingriff mit geringem Blutungsrisiko kann hingegen auch unter Antikoagulation erfolgen.

3.2 Antikoagulation

Muss die Blutverdünnung pausiert werden, gelten je nach Medikament unterschiedliche Empfehlungen für den Zeitpunkt und die Art der Therapieunterbrechung. Thrombozytenaggregationshemmer wie ASS oder Clopidogrel blockieren die Cyclooxygenase der Thrombozyten irreversibel. Die blutverdünnende Wirkung lässt daher erst über den Lebenszyklus der Thrombozyten von 5–10 Tagen nach. Thrombozytenaggregationshemmer sollten daher, wenn erforderlich, 7–10 Tage vor einem elektiven Eingriff abgesetzt werden.

Marcumar als Vitamin-K-Antagonist, sollte 3–5 Tage vor einem elektiven Eingriff mit erhöhtem Blutungsrisiko pausiert und die Antikoagulation über diesen Zeitraum mit Heparin überbrückt werden (sog. Bridging). Nach dem Eingriff ist dann ein Wiederbeginn der Marcumartherapie mit INR-Kontrollen erforderlich. Eingriffe mit geringem Blutungsrisiko können aber auch unter Marcumartherapie durchgeführt werden. Jedoch ist mit einem größeren Hämatom nach dem Eingriff zu rechnen und auf postoperative Kühlung und körperliche Schonung sollte besonders hingewiesen werden.

Moderne Antikoagulanzien wie Rivaroxaban (Xarelto®) oder Apixaban (Eliquis®) machen das Pausieren einfacher, da in der Regel kein Bridging erforderlich ist. Es genügt, das Antikoagulans 24 h vor dem Eingriff abzusetzen und das Medikament am Tag nach dem Eingriff wieder in der gewohnten Dosierung fortzusetzen.

Kommt es trotz aller Vorsichtsmaßnahmen dennoch zu einem Retrobulbärhämatom, muss dieses zunächst erkannt und diesem mit einem raschen Notfallmanagement begegnet werden. Die Diagnose eines interventionspflichtigen, visusbedrohlichen Retrobulbärhämatom wird klinisch gestellt. Nicht selten wird ein retrobulbäres Hämatom primär radiologisch diagnostiziert (z. B. nach Trauma) und erfordert dann eine augenärztliche Untersuchung zur Beurteilung der Interventionspflicht. Die klinischen Zeichen für ein intervetionspflichtiges Retrobulbärhämatom sind Exophthalmus, Motilitätseinschränkung, ein prominentes Hyposphagma und ein Visusverlust mit Pupillen-Afferenzdefekt. Der Visusverlust und die Motilitätseinschränkung lassen sich bei nicht ansprechbaren Traumapatienten evtl. nicht verifizieren. Liegen aber die anderen klinischen Zeichen vor, muss eine sofortige Entlastung des orbitalen Compartment-Syndroms erfolgen.

Dies wird durch eine einfache laterale Kanthotomie und inferiore Kantholyse erreicht (Abb. 3.1), welche noch in der Notaufnahme oder bei stationären Patienten direkt am Bett durchgeführt werden kann. Bei einem postoperativen Retrobulbärhämatom sollten außerdem alle Nähte der OP eröffnet werden, um ein Abfließen des Hämatoms zu ermöglichen.

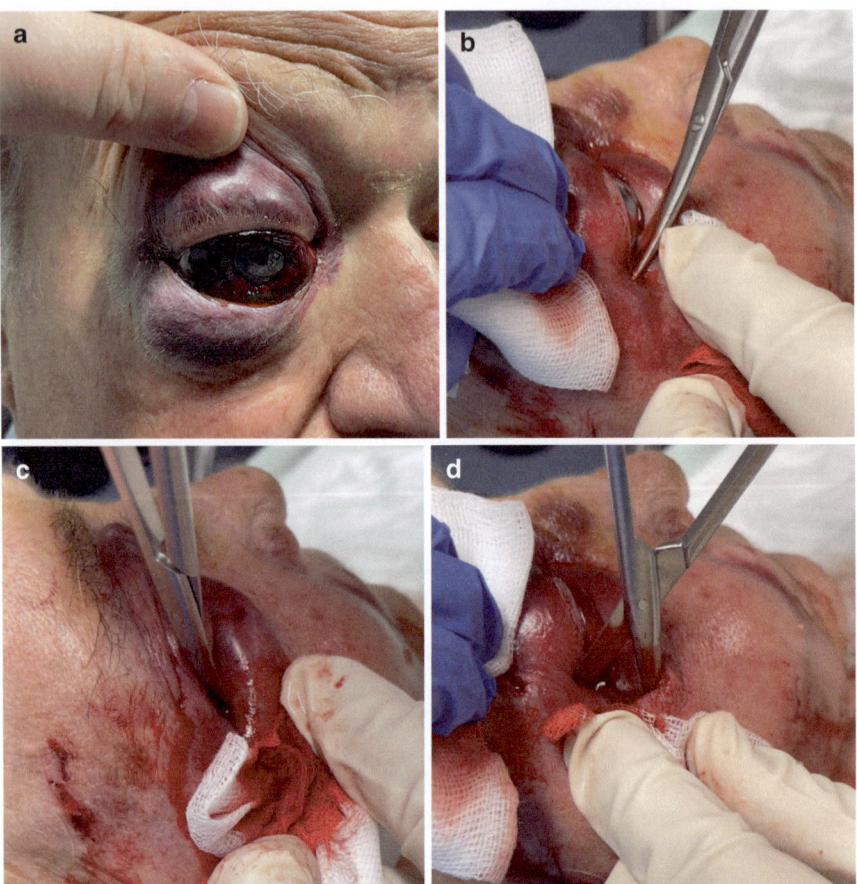

Abb. 3.1 a–d Retrobulbärhämatom und dessen Notfallversorgung. **a** Klinische Präsentation mit Exophthalmus, Hyposphagma, Motilitätseinschränkung und Visusverlust, **b** laterale Kanthotomie, **c** Lösen des unteren Lidbändchens und Eröffnung des Septums, **d** Spreizen in die Tiefe zur Erleichterung der Drainage. (© Keserü/Dulz 2024. All rights reserved)

Literatur (zitiert & weiterführend)

Weiterführende Literatur

Gostimir M, Hussain A (2019) A systematic review and meta-analysis of methods for reducing local anesthetic injection pain among patients undergoing periocular surgery. Ophthalmic Plast Reconstr Surg 35:113–125

Gottlieb J et al (2021) S3 Leitlinie Sauerstoff in der Akuttherapie beim Erwachsenen. Langversion 1.0 – Juni 2021 AWMF-Registernummer: 020–021

Green SM et al (2020) An international multidisciplinary consensus statement on fasting before procedural sedation in adults and children. Anaesthesia 75:374–385

Hsin-Ming Liu et al (2022) Patient comfort with various local infiltration anesthetics for minor oculoplastic surgery: a systematic review and network meta-analysis. J Plast Reconstr Aesthet Surg 75(9):3473–3484

Kim C, Pfeiffer ML, Chang JR, Burnstine MA (2022) Perioperative considerations for antithrombotic therapy in oculofacial surgery: a review of current evidence and practice guidelines. Ophthalmic Plast Reconstr Surg 38:226–233

Lemke AJ, Hosten N, Foerster PI, Foerster MH (2001) Einsatz hochauflösender bildgebender Schnittbild-Verfahren in der Diagnostik von Auge und Orbita. Ophthalmologe 98:435–445

Nasr AM, Abou Chacra GI (2015) Ultrasonography in orbital differential diagnosis. In: Karcioglu Z (Hrsg) Orbital tumors, diagnosis and treatment. Springer, New York

Poloschek CM, Lagrèze WA, Ridder GJ, Hader C (2011) Klinische und neuroradiologische Diagnostik bei Orbitatumoren. Ophthalmologe 108:510–551

Quaranta Leoni FM, Verity DH, Paridaens D (2024) Oculoplastic, lacrimal and orbital surgery. The ESOPRS textbook, Bd 1. Springer Nature Switzerland

Simon GB, Greenberg G, Prat DL (Hrsg) (2022) Atlas of orbital imaging. Springer Nature Switzerland

Solesio F, Fakih I (2020) Photography in plastic surgery. In: Pasqali P (Hrsg) Photography in medicine. Springer Nature Switzerland

Teil II
Funktionelle Lidchirurgie

# Entropium

4.1 Funktionelle Anatomie und Pathogenese

Als Entropium wird eine Einwärtsdrehung der Lidkante bezeichnet. Ein Entropium kann sporadisch auftreten oder dauerhaft. Durch die Inversion der Lidkante verliert die tarsale Konjunktiva den Kontakt zur Bulbusoberfläche und es kommt stattdessen zu einem stetigen Reiben der Zilien auf Konjunktiva und Kornea (Trichiasis). Dies wiederum führt zu temporären oder dauerhaften, mechanischen Beschwerden wie Fremdkörpergefühl, Augenschmerzen oder -brennen, Augenrötung, Epiphora. Besteht ein Entropium über längere Zeit, kann es zu mechanischen Erosionen der Hornhautoberfläche bis hin zu Hornhautulzera mit Perforationsgefahr kommen. Die Behandlung eines Entropiums stellt daher auch immer eine visuserhaltende Maßnahme dar.

Ein Entropium betrifft in deutlicher Mehrzahl das Unterlid. Oberlidentropien sind deutlich seltener und bedürfen einer anderen Behandlungsstrategie. Die Pathogenese des Unterlidentropiums unterscheidet sich ebenso von der eines Oberlidentropiums.

Grundsätzlich lassen sich nach Pathogenese vier Formen des Entropiums unterscheiden:

- Involutives Entropium (syn. seniles Entropium)
- Narbenentropium
- Kongenitales Entropium

Wie auch beim Ektropium (Kap. 5) ist das *involutive Entropium* die häufigste Form und betrifft das untere Augenlid (Abb. 4.1). Durch altersbedingte Erschlaffung (Involution) der ligamentären Aufhängung des Unterlides kommt es zu einer instabilen Lidkante in horizontaler und vertikaler Richtung. Hierbei lassen sich eine horizontale und eine vertikale Instabilität unterscheiden. Die horizontale Laxität resultiert aus der Involution des kanthalen Lidbandapparates und einer Atrophie des

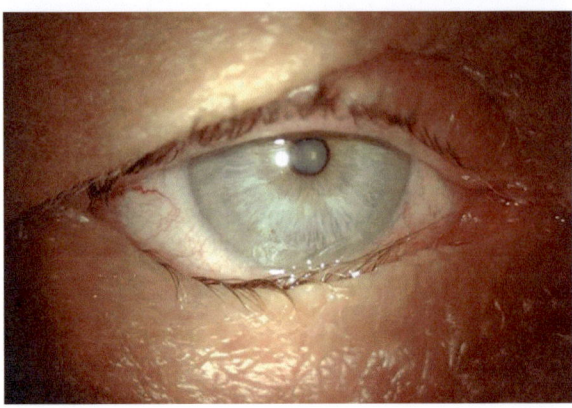

Abb. 4.1 Involutives Entropium mit Trichiasis. (© Keserü/Dulz 2024. All rights reserved)

Tarsus. Die vertikale Instabilität resultiert aus der Atrophie und Dehiszenz der Unterlidretraktoren. Hierdurch kommt es bei Kontraktion des M. orbicularis oculi zu einem Überreiten des Muskels über Tarsus und Lidkante, wodurch die Lidkante einwärts rotiert.

Durch das Entropium und die konsekutive Reizung der Augenoberfläche kommt es häufig zu einer vermehrten Orbicularis-Spannung (Kneifen), was wiederum zu einer Verstärkung des überreitenden Orbicularis führt. Hierdurch entsteht ein Teufelskreis, der nicht selten zu einer raschen Verschlechterung der Symptomatik führt. Es entsteht eine spastische Komponente des Entropiums. Zeitweise wird das spastische Entropium als eigenständige Entität beschrieben, obwohl dies eher eine spastische Exazerbation des involutiven Entropiums darstellt.

Vom involutiven Entropium pathogenetisch abzugrenzen ist das Narbenentropium, welches glücklicherweise deutlich seltener, jedoch auch schwieriger zu therapieren ist. Das Narbenentropium betrifft im Gegensatz zum involutiven Entropium eher die Oberlider. Durch narbige Kontrakturen in der tarsalen Konjunktiva kommt es zu einer Verkürzung der posterioren Lidlamelle, welche dann zur Einwärtsrotation der Lidkante führt. Ursache einer cicatriellen Schleimhautkontraktur können beispielsweise chemische Verätzungen oder Verbrennung der Bindehaut sein. Chronische Entzündungen der Konjunktiva bei einem okulären Schleimhautpemphigoid oder Pseudopemphigoid, z. B. nach langjähriger Antiglaukomatosa-Applikation, führen ebenso zu traktiven Narben der Augenschleimhaut. Weltweit deutlich häufiger, wenn auch in Europa eher selten, sind konjunktivale Narben und Symblephara in Folge eines Trachoms. Aber auch immunologische Prozesse durch eine Graft-versus-host-Reaktion oder ein Stevens-Johnson-Syndrom können ein Narbenentropium verursachen. Die Korrektur erfordert dann neben einer chirurgischen Eversion der Lidkante auch eine Durchtrennung der narbigen Traktion und Verlängerung der posterioren Lamelle.

Entropien können darüber hinaus ebenso angeboren sein. Das kongenitale Entropium mit Epiblepharon ist insbesondere bei asiatischen Kindern häufig. Hierbei kommt es durch eine prominente Falte aus Haut und Orbicularis (sog. Epiblepharon) im nasalen Unterlid zu einer meist nasal betonten Inversion der Lidkante mit

Trichiasis. Das Epiblepharon ist in der Regel nicht behandlungspflichtig, solange es keine Beschwerden bereitet und solange die Hornhaut keine Zeichen einer mechanischen Irritation zeigt.

Sehr selten ist das Oberlidentropium bei Tarsal-Kink-Syndrom, welches einen pathognomonischen Knick im Oberlidtarsus mit sekundärer Entropiumstellung ausweist. Das Tarsal-Kink-Syndrom kann mit anderen kardialen oder zentralnervösen Fehlbildungen assoziiert sein. Das Tarsal-Kink-Entropium bedarf eine raschen operativen Korrektur, um Hornhautkomplikationen mit Amblyopiegefahr zu vermeiden.

4.2 Differenzialdiagnosen

Differenzialdiagnostisch muss das Entropium mit Trichiasis als Fehlstellung der Lidkante von einer isolierten Trichiasis, d. h. einem fehlgerichteten Wachstum der Zilien, unterschieden werden. Eine Trichiasis ohne Entropium kann beispielsweise nach Entzündungen der Lidkante oder nach chirurgischen Eingriffen entlang der Lidkante entstehen und führt ebenso wie das Entropium zu einer mechanischen Irritation der Augenoberfläche durch die Zilien. Im Gegensatz zum Entropium als Lidfehlstellung steht bei der isolierten Trichiasis eine lokalisierte Entfernung der trichiatischen Zilien im Vordergrund. Dies kann am einfachsten mechanisch oder auch dauerhafter mittels Elektroepilation oder noch besser durch keilförmige Exzision des trichiatischen Bezirks erreicht werden.

Von der Trichiasis wiederum abzugrenzen ist eine echte Distichiasis. Die Distichiasis bezeichnet eine zusätzliche, zweite Zilienreihe in der Reihe der Meibom-Ausführungsgänge. Die Begriffe „Trichiasis" und „Distichiasis" synonym zu verwenden ist ein häufig gemachter Fehler.

Ein echtes Entropium mit Inversion der Lidkante muss dann zunächst korrekt hinsichtlich der Pathogenese eingeordnet werden. Handelt es sich um ein involutives oder ein cicatrielles Entropium? Was zunächst trivial erscheint, bereitet in der Praxis dennoch manchmal Schwierigkeiten, da die narbigen Kontrakturen der Konjunktiva zeitweise subtil und nicht auf den ersten Blick sichtbar sind. Ektropionieren und eine sorgfältige Inspektion der tarsalen Schleimhaut an der Spaltlampe ist daher obligat. Die Ursache einer cicatriell veränderten Bindehaut lässt sich dann anamnestisch eingrenzen. Gab es Traumata in der Vorgeschichte? Werden Medikamente oder Augentropfen (AT) regelmäßig eingenommen? Bestehen Schleimhautveränderungen an anderen Körperstellen (Mund, genital)?

Aktueller Hintergrund
Intraokulare Operationen können durch Überdehnung der Ligamente und der Lidretraktoren mit dem Lidsperrer das Risiko für Lidfehlstellungen erhöhen. Schulz et al. konnten ein 4fach höheres Risiko für die Notwendigkeit einer Entropium-OP nach Katarakt-OP feststellen (Schulz et al. 2022).

Bei Verdacht auf ein okuläres Pemphigoid müssen chirurgische Entscheidungen immer mit äußerster Vorsicht getroffen werden, um eine Exazerbation der Erkrankung mit überschießender Vernarbung und Verschlechterung der Symblephara zu vermeiden. Bei Verdacht auf ein Pemphigoid sollte daher immer eine Diagnosesicherung mittels Mundschleimhautbiopsie angestrebt werden, noch bevor Eingriffe am Auge geplant werden. Das Mundschleimhautbiopsat sollte möglichst aus periläsionalen Bereichen entnommen werden und muss zur Untersuchung mittels direkter Immunfluoreszenz nativ und auf Eis an die Pathologie übergeben werden. Eine Absprache mit dem Pathologen und eine Anmeldung des Präparates im Vorfeld ist dringend ratsam.

Narbige Entropien durch ein Trachom sind in unseren Breiten selten, jedoch kommt es in der Folge einer infektiösen Keratokonjunktivitis mit Chlamydia trachomatis pathognomonisch zu Vernarbungen der Konjunktiva, welche typischerweise auch ein narbiges Entropium mit Trichiasis verursachen.

> **Aktueller Hintergrund**
> Das Trachom ist weltweit gesehen immer noch eine vermeidbare Ursache für ca. 1,9 Mio. Erblindungen und verantwortlich für 1,4 % aller Erblindungen. Der Erreger ist insbesondere noch in Afrika endemisch. Die SAFE-Strategie der WHO (**S**urgery for Trichiasis, **A**ntibiotics, **F**acial cleanliness, **E**nvironmental improvement) versucht, das Trachom als Erblindungsursache zu eliminieren.

4.3 Untersuchung und Indikationsstellung

Die Untersuchung beim Entropium umfasst, wie in Abschn. 4.2 bereits geschildert, eine sorgfältige Inspektion der Lider inkl. Konjunktiva und Fornix, um die Pathogenese des Entropiums richtig einordnen zu können. Gerade beim sporadischen Entropium ist die Pathologie oft nicht offensichtlich und es bedarf einem forcierten Kneiftest, um die Pathologie zu erkennen. Hierzu bittet die Untersucher den Patienten, die Augen fest zuzukneifen, und beobachtet anschließend die Lidkante bei Lidöffnung. Erst hierbei wird dann das spastische Einrollen der Lidkante sichtbar.

Die Laxizität des lateralen und medialen Lidbandapparates kann wie beim Ektropium (Abschn. 5.3) durch sanften Zug geprüft werden. Anzeichen für eine Abtrennung der Retraktoren ist eine schlechte Mitbewegung des Unterlides beim Blick nach unten (weniger als 3 mm). Eine Dehiszenz der Unterlidretraktoren ist zeitweise direkt im Fornix am Tarsusunterrand als weißliche Verdünnung oder Fettprolaps sichtbar und bewirkt eine Vertiefung des Fornix.

> **Aktueller Hintergrund**
> Ein sichtbarer Fettprolaps am Tarsusunterrand im Fornix des Unterlides konnte als sichtbares Zeichen einer Retraktorendehiszenz identifiziert werden (Beigi et al. 2008).

Um nach der Untersuchung die Indikation zur chirurgischen Strategie richtig zu treffen, sollten folgende Fragen beantwortet werden:

- Involutives Entropium:
  - Besteht eine Dehiszenz der Lidretraktoren?
  - Ist eine horizontale Straffung erforderlich?
- Narbenentropium:
  - Wo liegen die traktiven Stränge?
  - Sind die Lidlamellen gegeneinander verschoben?
  - besteht ein Bedarf, Schleimhaut und Fornix zu ersetzen oder zu vertiefen?

Abhängig von der Beantwortung dieser Fragen sollte dann die OP-Technik gewählt werden (Abschn. 4.4.2). Insgesamt hat sich jedoch gezeigt, dass beim involutiven Entropium eine kombinierte Straffung des Unterlides in horizontaler und vertikaler Richtung der isolierten Retraktorenstraffung überlegen ist.

Da Narbenentropien zu einer überschießenden Vernarbung auch postoperativ neigen, sollten Eingriffe in diesen Fällen vorbereitend antiinflammatorisch, z. B. mit Prednisolon AT, behandelt werden. Liegt ein gesichertes Pemphigoid vor, muss dieses auch systemisch hinreichend immunsuppressiv behandelt sein, bevor der Eingriff durchgeführt werden kann.

4.4 Therapie

Bei der Therapie des Entropiums können prinzipiell chirurgische und nicht-chirurgische Therapieoptionen unterschieden werden.

4.4.1 Nichtchirurgische Therapieoptionen

In erster Linie stehen zur Behandlung eines Entropiums einige nichtoperative Behandlungsoptionen zur Verfügung, die entweder temporär bis zu einem Eingriff Anwendung finden können oder auch bei alten, multimorbiden Patienten zur Linderung der Symptome und zum Schutz des Bulbus als Ersatz für einen chirurgischen Eingriff dienen können. Regelmäßige Kontrollen des Hornhautbefundes sind dann jedoch obligat.

An erster Stelle der konservativen Maßnahmen steht die Behandlung mit befeuchtenden Augentropfen, ggf. mit Dexpanthenol. Hierdurch wird die mechanische Reibung der Zilien reduziert und die Augenoberfläche regeneriert besser. Zusätzlich kann das Unterlid mit Pflasterstreifen in evertierter Stellung fixiert werden. Die Pflasterfixierung hält jedoch meist nicht gut, lässt sich schwer dosieren und schafft daher nur über kurze Zeiträume Abhilfe. Therapeutische Kontaktlinsen wiederum schaffen eine wirksame Schutzbarriere zwischen Hornhaut und trichiatischen Zilien, die auch über mehrere Wochen eine effektive Linderung der Beschwerden erlaubt und auch die Abheilung von Hornhautepithelschäden erleichtert. Mit 4-wöchigen Kontaktlinsenwechseln kann eine chirurgische Entropiumkorrektur bei inoperablen Patienten auch über längere Zeiträume aufgeschoben werden.

Bei deutlicher spastischer Komponente kann die Injektion von Botulinum Toxin in den M. orbicularis oculi zu einer Entspannung des Muskels führen und ein Überreiten der Lidkante verhindern.

Auch eine wiederholte mechanische Epilation ist denkbar. Da ein involutives Entropium jedoch meist die gesamte Lidbreite betrifft und eine Epilation auf der gesamten Lidbreite nötig wäre, ist diese Option in der Regel zu aufwendig und nicht zielführend. Bei fokaler Trichiasis ohne Entropium der Lidkante kann jedoch eine Elektroepilation oder Cryoepilation längerfristige Linderung erzielen. Hierzu wird in Lokalanästhesie eine elektrochirurgische Nadelsonde entlang des Zilienschafts an die Wimpernwurzel geführt und anschließend die Wimpernwurzel koaguliert. Alternativ kann die Koagulation der Zilienfollikel auch mit Kälte erfolgen. Die Cryoepilation erfasst dabei breitere Bereiche der Lidkante und ist weniger zielgerichtet. Entscheidend ist bei Cryokoagulation die Tauphase. Daher sollte dem Gewebe nach dem Durchfrieren der Lidkante Zeit zum Tauen gegeben werden, bevor ein weiterer Cryoherd gesetzt wird („double freeze-thaw").

Bei echter Distichiasis wird zur Schonung der vorderen Zilienreihe eine isolierte Cryoepilation der posterioren Lidlamelle empfohlen. Hierzu werden zunächst beide Lidlamellen entlang der grauweißen Linie chirurgisch getrennt ("lid split") und danach die posteriore Lidlamelle in zwei Zyklen mit zwischenzeitlicher Tauphase cryokoaguliert.

4.4.2 Chirurgische Therapieoptionen und OP-Techniken

Schöpfer-Naht
Die evertierende Schöpfer-Naht ist die einfachste chirurgische Maßnahme zur Korrektur eines Unterlidentropiums. Im englischen Sprachraum wird sie als Quickert-Suture bezeichnet (Nicht zu verwechseln mit der Quickert procedure, welche weiter unten noch besprochen wird). Die Schöpfernaht greift – ohne Eröffnung der Haut oder Bindehaut – die Unterlidretraktoren transkonjunktival mit einer doppelt armierten U-Naht (z. B. 5-0 Seide oder 5-0 Vicryl), welche dann zwischen Tarsus und Orbicularis entlang nach kranial geführt und knapp unterhalb der Zilienreihe transkutan ausgestochen wird. Durch vorsichtiges Knoten können die Spannung der Naht und der evertierende Effekt gut dosiert werden. Eine leichte Überkorrektur ist dabei zunächst erwünscht. Nach Bedarf können mehrere Schöpfer-Nähte über die Lidbreite verteilt werden. Die Nähte werden für 2–4 Wochen belassen oder können auch komplett der Resorption überlassen werden, um eine gewisse Vernarbung entlang der Naht zu bewirken und so einen dauerhaften Effekt zu erzielen. Dennoch sind Rezidive nach einfacher Schöpfer-Naht häufig.

4.4 Therapie

Horizontale Lidspaltung nach Wies
Die Entropiumkorrektur nach Wies ist eine isolierte Retraktorenraffung ohne Berücksichtigung einer horizontalen Laxizität. Sie sollte daher nur bei Patienten durchgeführt werden, die sowohl medial als auch lateral stabile Lidbändchen und keinen horizontalen Lidüberschuss aufweisen.

Die Inzision erfolgt horizontal unterhalb des Tarsusunterrandes über die gesamte Breite des Unterlides, und das Unterlid wird in voller Dicke bis in den Fornix durchtrennt. Daraufhin werden die Unterlidretraktoren als weißliche Schicht direkt hinter der Konjunktiva identifiziert und mobilisiert. Die Retraktoren werden doppelt armiert angeschlungen und ähnlich der evertierenden Nähte unterhalb der Zilienreihe ausgestochen. Alternativ können die Retraktoren in die Hautnaht der Inzision integriert werden.

Laterale Zügelplastik mit evertierenden Nähten
Bei eindeutiger horizontaler Unterliderschlaffung ist die Tarsalzungenplastik, wie in Kap. 5 beschrieben, eine schnelle und einfache Methode zur Korrektur des Unterlidentropiums. Nach angeschlungener und nicht fixierter Tarsalzungenplastik werden doppelt armierte, evertierende Nähte (2–3) am Unterlid platziert und nach Fixierung der lateralen Tarsalzungenplastik von medial beginnend.

Entropiumkorrektur nach Quickert
Die Operation nach Quickert kombiniert die transversale Blepharotomie nach Wies mit einer horizontalen Verkürzung in Form einer Keilexzision. Nach durchgeführter Blepharotomie, die gerade unterhalb des Tarsus und parallel zur Lidkante verläuft, erfolgt im lateralen Drittel des Unterlides eine vertikale Inzision der Lidkante mit einer En-bloc-Exzision zur horizontalen Straffung des Unterlides. Nach Tarsus- und Lidkantennaht werden evertierende Nähte unter Sicht in den Lidretraktoren platziert und unterhalb der Zilienreihe, analog zur Schöpfer-Naht, transkutan ausgestochen. Nach dem Verschluss der horizontalen Inzision werden als letzter Schritt die evertierenden Nähte unter Sichtkontrolle dosiert geknotet.

Hotz-Prozedur
Die Korrektur eines kongenitalen Entropiums mit Epiblepharon kann am einfachsten durch die sog. Hotz-Prozedur erfolgen. Hierzu wir der Überschuss an Haut und Orbicularis im nasalen Unterlid spindelförmig exzidiert. Anschließend wird die Haut mit Einzelknopfnähten verschlossen und gleichzeitig am Tarsusunterrand in der Tiefe fixiert.

Die Hautexzision sollte hierbei vorsichtig dosiert werden, um ein späteres Ektropium zu vermeiden. Bei Bedarf kann die OP mit einer Korrektur der Epikanthusfalte kombiniert werden.

Lidsplit und Lamellenverschiebung
Zur Korrektur eines Oberlidentropiums hat sich eine vertikale Verschiebung der Lidlamellen gegeneinander bewährt. Hierzu werden die anteriore und posteriore Lidlamelle entlang der grauweißen Linie auf der gesamten Lidbreite voneinander

getrennt. Dies kann entweder direkt von der Lidkante aus mit einem Skalpell und anschließender Präparation nach kranial oder nach einer Lidfurcheninzision und Darstellung des Tarsus durch Präparation auf der Tarsusoberfläche nach inferior erfolgen. Sind beide Lidlamellen mobilisiert, werden sie vertikal gegeneinander verschoben und die anteriore Lamelle mit evertierenden Nähten auf erhöhter Position auf dem Tarsus refixiert. Hierdurch entsteht eine leicht klaffende Dehiszenz entlang der Lidkante, die im Laufe von 2–3 Wochen nach OP durch Granulation eine neue Lidkante formiert. Die evertierenden Nähte sollten hierbei möglichst bis zur kompletten Abheilung belassen werden.

Mundschleimhaut-Transplantate zur Fornixrekonstruktion
In schweren Fällen mit starker Vernarbung und stark verkürzten Fornices müssen diese vertieft und mit einem Schleimhaut-Transplantat rekonstruiert werden. Hierfür kann buccale Mundschleimhaut entnommen und in den Fornix frei transplantiert werden. Die Mundschleimhautentnahme sollte immer inferior der Interkalarlinie erfolgen, um den Parotis-Ausführungsgang zu schonen. Das Mundschleimhaut-Transplantat sollte stark ausgedünnt werden, um möglichst glatt in den Fornix einzuheilen. Fornix bildende Nähte, z. B. Seide 3-0 U-förmig durch den Fornix geführt und transkutan auf Höhe der unteren Orbitakante ausgestochen, erleichtern die Bildung eines physiologischen Bindehautsacks.

4.5 Komplikationen und Nachsorge

Das Komplikationsspektrum der Entropiumchirurgie richtet sich stark nach dem Aufwand der jeweiligen Technik. In erster Linie ist ein Rezidivrisiko zu nennen, welches je nach Technik und Aufwand stark variiert. Das Rezidivrisiko kann durch die Wahl der richtigen OP-Technik und durch eine kombinierte horizontale und vertikale Straffung beim involutiven Entropium reduziert werden. Allgemein ist bei der Entropiumkorrektur eine leichte Überkorrektur anzustreben. Evertierende Nähte können bei zu starker Überkorrektur frühzeitig entfernt werden.

Die routinemäßige Nachsorge umfasst postoperativ eine Kühlung zur Schwellungsminderung und die Verordnung einer gemischt antibiotischen und steroidalen Augensalbe, um den Entzündungsreiz zu kontrollieren und Reizzustände der Augenoberfläche zu lindern.

Die Entfernung von Hautfäden kann nach 5–7 Tagen erfolgen. Evertierende Nähte (2–4 Wochen) und Lidkantennähte (14 Tage) sollte jedoch länger belassen werden.

Literatur (zitiert & weiterführend)

Literaturquellen

Beigi B, Kashkouli MB, Shaw A, Murthy R (2008) Fornix fat prolapse as a sign for involutional entropion. Ophthalmology 115(9):1608–1612. https://doi.org/10.1016/j.ophtha.2008.02.014. Epub 2008 Apr 28

Schulz CB, Fallico M, Rothwell A, Siah WF (2022) Lower eyelid involutional entropion following cataract surgery. Eye (Lond) 36(1):175–181. https://doi.org/10.1038/s41433-021-01466-5. Epub 2021 Mar 4. PMID: 33664509; PMCID: PMC8727584

Weiterführende Literatur

AWMF-S2k-Leitlinie (2019) „Diagnostik und Therapie des Pemphigus vulgaris/foliaceus und des bullösen Pemphigoids"

Taylor HR, Burton MJ, Haddad D, West S, Wright H (2014) Trachoma. Lancet 384(9960):2142–2152. https://doi.org/10.1016/S0140-6736(13)62182-0. Epub 2014 Jul 17

Ektropium 5

Als Ektropium wird eine Auswärtsdrehung der Lidkante bezeichnet. Die Lidkante verliert den Kontakt zum Bulbus, was wiederum zu einer Insuffizienz des Lidschlages und einer chronischen Exposition der tarsalen Konjunktiva führt. Die Leitsymptome des Ektropiums sind:

- eine chronische Konjunktivitis, welche nicht selten bereits erfolglos mit topischen Antibiotika oder Steroiden vorbehandelt wurde,
- eine reflektorische Epiphora sowohl als Folge der chronischen Exposition als auch durch den gestörten Tränentransport entlang der Lidkante, als auch durch eine mögliche Eversion des unteren Tränenpünktchens und somit eine Abflussbehinderung der Tränen sowie
- Augenjucken, -brennen oder Fremdkörpergefühl durch die chronische Exposition.

Über 95 % der Ektropiumfälle betreffen das Unterlid. Ein Ektropium des Oberlides ist eine Rarität und kann nur selten im Zusammenhang mit einer stark verkürzten Hautlamelle, z. B. bei Ichthyosis, als Narbenektropium (Abb. 5.6) oder als kongenitales Oberlidektropium beobachtet werden (s. Pathogenese im nachfolgenden Abschnitt).

Unbehandelt kann es im Verlauf zu einer plattenepithelialen Metaplasie der tarsalen Bindehaut kommen, welche die operative Korrektur erschwert, und auch korneale Komplikationen bis hin zu einem Ulkus der Hornhaut sind möglich. Eine frühzeitige Ektropiumkorrektur ist daher sinnvoll.

5.1 Funktionelle Anatomie und Pathogenese

Grundsätzlich lassen sich vier Formen des Ektropiums unterscheiden:

- *Involutives oder auch seniles Ektropium*
- *Traktives Ektropium oder Narbenektropium*
- *Paralytisches Ektropium*
- *Kongenitales Ektropium*

Ein Ektropium entsteht hierbei, abgesehen vom sehr seltenen kongenitalen Ektropium, immer durch eine Imbalance zwischen ligamentärer Aufhängung und muskulärer Spannung des Lides und mechanischem Zug auf die Lidkante, sei es durch narbige Traktion nach Verletzungen oder chirurgischen Eingriffen, entzündliche Verkürzung der Hautlamelle, z. B. bei Neurodermitis oder Ichthyosis oder durch den gravitativen Zug eines altersbedingt abgesunkenen Mittelgesichtes.

Der Aufhängeapparat der Lider besteht aus dem lateralen und medialen Lidband (Lig. palpebrale mediale und laterale) mit jeweils einem Schenkel für das Ober- und Unterlid. Das laterale Lidband entspringt am lateralen Tarsus und aus Fasern des M. orbicularis oculi und inseriert an der Innenseite des Os zygomaticum. Das mediale Lidband entspringt ebenso vom medialen Tarsus und aus Fasern des M. orbicularis und inseriert an die Crista lacrimalis anterior und posterior. Dabei umschließt der Bandapparat den Tränensack und durch den natürlichen Lidschlag kommt es zu einer Pumpwirkung auf den ableitenden Tränenweg, die sog. Tränenpumpe.

Durch altersbedingte Erschlaffung (Involution) der ligamentären Aufhängung der Lider können diese das Lid nicht mehr in seiner physiologischen Position halten und es kommt zu einem *involutiven* EktropiumEktropium, involutiv; Ektropium, kongenital; Ektropium, paralytisc; Ektropium, traktiv (Abb. 5.1).

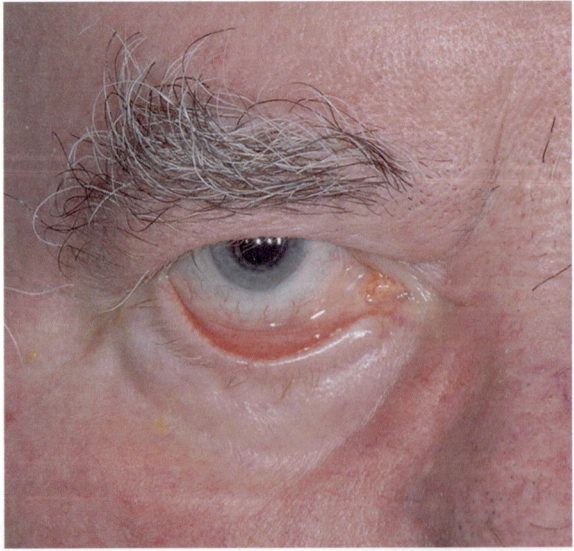

Abb. 5.1 Seniles, involutives Ektropium. (© Keserü/Dulz 2024. All rights reserved)

Üben periorbitale Narben durch ihre narbige Schrumpfung Zug auf die Lidkante aus, spricht man von einem *traktiven Ektropium* oder Narbenektropium. Bei jedem periorbitalen Eingriff sollte daher, insbesondere nach Resektion von Haut, beim Wundverschluss jegliche Traktion auf die Lidkante vermieden werden. Dies gelingt am einfachsten durch sorgfältiges und großzügiges Unterminieren der Lidhaut und eine Hautnaht, die die Hautspannung in horizontale Richtung lenkt. Gelingt dies nicht, kann zusätzlich eine Z-Plastik gewählt werden, um vertikale Hautstrecke zu gewinnen und damit die Spannung horizontal zunimmt.

Zu einer Sonderform des traktiven Ektropiums kommt es bei chronisch entzündlichen Hauterkrankungen wie z. B. der Neurodermitis. Durch die chronische Dermatitis kommt es ähnlich einer narbigen Kontraktur zu einer Schrumpfung der Haut und somit an den Lidern zu einer Traktion auf die Lidkante. Dies führt dann ebenso zu einem traktiven Ektropium.

Auch Patienten mit einer Fazialisparese leiden häufig unter einem Ektropium. Die Pathogenese beruht bei diesen Patienten weniger auf einer Insuffizienz der Lidaufhängung, obwohl diese natürlich bei älteren Patienten häufig zusätzlich vorliegt, sondern in einem lähmungsbedingten Verlust der mimischen Muskelspannung. Daraus folgt ein gravitativer Zug des Unterlides und des gesamten Mittelgesichtes auf das Unterlid, welcher in einem *paralytischen Ektropium* mündet.

Alle Formen des Ektropiums lassen hinsichtlich Schwere der Veränderungen in ein manifestes oder nur funktionelles Ektropium unterteilen. Sind die Veränderungen mild und bewirken dennoch Symptome ohne jedoch eine dauerhafte Ektropiumstellung des Lides zu verursachen, spricht man von einem funktionellen Ektropium. Steht die Lidkante jedoch dauerhaft evertiert, liegt ein manifestes Ektropium vor. Auch ein mildes, funktionelles Ektropium kann patientenindividuell durch Epiphora und vermehrtes Fremdkörpergefühl als beeinträchtigend empfunden werden. Auch in diesen Fällen kann in enger Rücksprache mit dem Patienten über Chancen und Risiken eine Ektropiumkorrektur erwogen werden.

Eine absolute Rarität sind *kongenitale Ektropien*, die sowohl Ober- als auch Unterlid betreffen können. Kongenitale Ektropien kommen gehäuft bei Kindern mit Trisomie-21 und bei Kindern afrikanischer Herkunft vor. Die Ätiologie ist jedoch ungeklärt. Kongenitale Ektropien bedürfen meist keiner chirurgischen Intervention und sind mit befeuchtender Therapie und Kontrollen bis zur Spontanremission innerhalb der ersten Lebensmonate meist gut behandelbar.

5.2 Differenzialdiagnosen

Ein Ektropium kann durch Neoplasien der Lider und Tumoren der Bindehaut ausgelöst werden. Jeglicher Verdacht auf eine maligne Ursache sollte daher präoperativ bioptisch ausgeschlossen werden oder zumindest sollte eine Gewebeprobe während der Ektropiumkorrektur erfolgen. Hierbei muss jedoch klar sein, dass im Falle eines nicht in sano exzidierten malignen Tumors die durchgeführte Ektropiumkorrektur hinfällig wird. Differenzialdiagnostisch kommen hierbei insbesondere Basalzellkarzinome oder Plattenepithelkarzinome der Lider als Ursache des Ektropiums in

Frage. Aber auch exophytisch wachsende Plattenepithelkarzinome der Bindehaut können ein Ektropium imitieren (Abb. 5.2).

Liegt neben dem Ektropium eine allgemeine Überdehnbarkeit der Augenlider vor, spricht man von einem Floppy-Eyelid-Syndrom (FES). Ein Floppy Eyelid geht oft auch nur mit einem funktionellen Ektropium einher, bewirkt aber häufig markante Beschwerden durch Augenjucken, -brennen und -tränen, häufige Rötung der Augen und Fremdkörperbeschwerden. Das FES ist häufig mit einer Schlafapnoe oder einem Keratokonus assoziiert. Patienten mit FES sollten, falls nicht bekannt, auf eine Schlafapnoe hin untersucht werden. Bei Visusproblemen und FES sollte darüber hinaus ein Keratokonus ausgeschlossen werden. Die Ätiologie des FES ist noch nicht abschließend geklärt (Abb. 5.3).

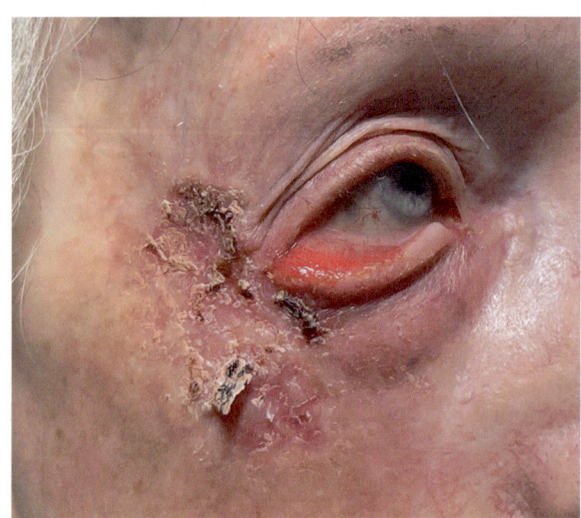

Abb. 5.2 Traktives Ektropium bei sklerodermiformem Basalzellkarzinom. (© Keserü/Dulz 2024. All rights reserved)

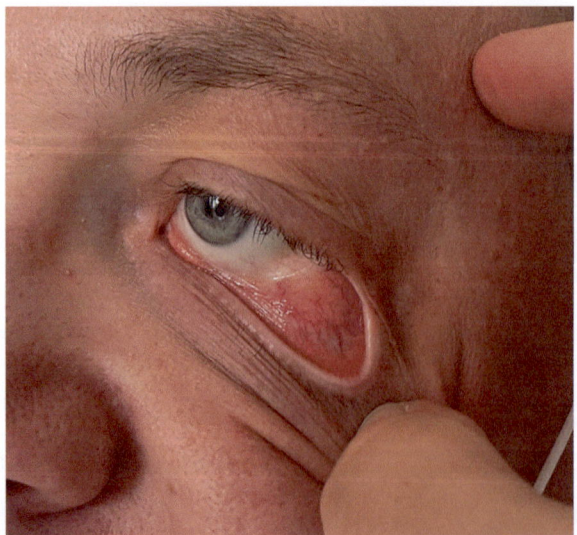

Abb. 5.3 Deutlich überdehnbares Unterlid bei Floppy-Eyelid-Syndrom. (© Keserü/Dulz 2024. All rights reserved)

5.3 Untersuchung und Indikationsstellung

Die Entscheidung für eine operative Korrektur des Ektropiums findet selbstverständlich immer in Abhängigkeit von Ausprägungsgrad, Symptomen, Leidensdruck, Allgemeinzustand und im beratenden Gespräch mit dem Patienten statt. Nicht jedes Ektropium bedarf einer sofortigen operativen Intervention und insbesondere ein lediglich funktionelles Ektropium oder ein mildes, manifestes Ektropium lässt sich auch konservativ mit intensiver Befeuchtung behandeln. Bei multimorbiden oder unkooperativen Patienten kann die konservative Therapie auch auf Uhrglasverbände erweitert werden und so ein hinreichender Bulbusschutz auch ohne Operation erreicht werden.

Die Wahl der Operationstechnik sollte sich immer nach der Ursache des Ektropiums richten. Essenziell ist daher die präoperative Evaluation der zugrunde liegenden Pathologie. Das Augenmerk des Untersuchers sollte sich insbesondere legen auf

- Lidstellung und Lidkontur,
- Spannung der Lidbänder sowie
- vertikale Hautstrecke.

Die Lidspannung lässt sich am einfachsten durch den sog. Snap-Test prüfen. Das Lid wird zwischen Zeigefinger und Daumen gegriffen und nach medial und lateral gezogen. Hierbei lässt sich die Festigkeit der lateralen und medialen Aufhängung direkt fühlen. Danach wird das Unterlid vom Bulbus weggezogen und danach losgelassen. Der Untersucher beobachtet dabei, ob sich das Lid sofort wieder dem Bulbus anlegt oder dies nur mit Verzögerung geschieht. Ein pathologischer Snap-Test in Verbindung mit den typischen Symptomen bei generell anliegender Lidkante deutet dann auf ein funktionelles Ektropium hin.

Die Beurteilung der vertikalen Hautstrecke erfordert die meiste Erfahrung vom Untersucher. Ob hinreichend vertikale Hautstrecke vorhanden ist, muss der Chirurg beurteilen, indem er eine notwendige laterale oder mediale Straffung durch Fingerzug am Patienten imitiert. Eine insuffiziente Hautstrecke wird dann durch vertikale Traktion und ein Abrutschen der Lidkante unter den Bulbus sichtbar.

Um ein paralytisches Ektropium zu erkennen, welches nicht nur bei einer kompletten Parese des N. facialis vorkommt, sondern manchmal auch bei einer Schwäche des N. facialis, kann darüber hinaus eine Untersuchung aller Fazialisäste sinnvoll sein. Hierzu lässt man den Patienten die Stirn runzeln, die Backen aufpusten und den Mund spitzen.

Nach der klinischen Untersuchung stellt sich die Frage nach der geeignetsten OP-Methode zur Ektropiumkorrektur. Eine verbreitete und einfach durchzuführende Methode ist die Keilexzision des horizontalen Lidüberschusses. Hierbei sollte bedacht werden, dass eine Keilexzision zwar den horizontalen Überschuss korrigiert, jedoch eine Insuffizienz des Aufhängeapparates nicht adressiert. Besser, und nicht aufwendiger, ist daher eine chirurgische Straffung des lateralen Lidbandes durch eine straffende Naht (Kanthopexie) oder eine Rekonstruktion des lateralen Lidbandes mittels einer lateralen Tarsalzungenplastik. Die Kanthopexie pliziert das

Lidband und führt hierdurch zu einer Straffung der Lidaufhängung. Die laterale Tarsalzungenplastik korrigiert sowohl den horizontalen Überschuss durch Kürzung der Tarsalzunge auf das gewünscht Maß als auch die Insuffizienz der lateralen Aufhängung durch die chirurgische Refixation des Unterlides an der lateralen Orbitakante. Einzelheiten zur OP-Technik sind im nächsten Kapitel zu finden. Im Gegensatz zur lateralen Kanthopexie oder Tarsalzungenplastik ist die Rekonstruktion des medialen Lidbändchens technisch schwieriger. Damit die Lidkante der Kurvatur des Bulbus folgt, ist die Lidspannung physiologisch sowohl medial als auch lateral nach posterior gerichtet. Die Refixation der lateralen Tarsalzunge muss daher der Bulbuskurvatur folgend möglichst tief posterior an der Innenseite der lateralen Orbitakante erfolgen. Gleiches gilt für eine mediale Kanthopexie. Eine mediale Kanthopexie muss daher der natürlichen Zugrichtung des medialen Lidbändchens an die Crista lacrimalis posterior folgen. Eine Pexie des anterioren Lidbandschenkels allein reicht nicht aus. Daher ist der chirurgische Zugang für eine mediale Kanthopexie dem posterioren Schenkel des inferioren Lidbandes folgend konjunktival. Dies erfordert eine gute Kenntnis der Anatomie und eine sorgfältige Präparation zur Schonung der Canaliculi und des Tränensacks. Eine mediale Kanthopexie sollte daher nur bei stark ausgeprägter medialer Bandinsuffizienz durchgeführt werden. Meist reicht eine laterale Straffung zur Ektropiumkorrektur auch bei kombinierter Insuffizienz der lateralen und medialen Aufhängung aus. Jedoch sollte eine zu starke Lateralisierung des unteren Tränenpünktchens durch den Zug der lateralen Straffung vermieden werden. Als Orientierung sollte das untere Tränenpünktchen nicht mehr als den halben Hornhautradius über den Limbus lateralisiert werden.

Für die meisten Fälle eines involutiven Ektropiums ist die laterale Tarsalzungenplastik der Goldstandard und bedarf keiner zusätzlichen Maßnahmen.

Liegt jedoch zusätzlich zur Lidbandinsuffizienz eine verkürzte anteriore Lidlamelle vor, muss kombiniert die vertikale Lidhautstrecke verlängert werden. Meist bietet sich hierzu am besten die Kombination einer lateralen Tarsalzungenplastik mit einer freien Vollhaut-Transplantation oder einem Hautschwenklappen vom Oberlid an (Abb. 5.6). Diese Kombination ist auch für die meisten Narbenektropien sehr gut geeignet, um nach der Dissektion aller Narbenstränge oder einem kompletten Ausschneiden der Narbe sowohl den Hautdefekt zu rekonstruieren, als auch ein erneutes Absinken der Lidkante durch die straff rekonstruierte Lidaufhängung zu verhindern.

Da bei paralytischen Ektropien der gravitative Zug des Mittelgesichtes auf das Unterlid eine pathogenetisch wichtige Rolle spielt, profitieren diese Patienten von einer Kombination der Tarsalzungenplastik mit einem SOOF- oder Midface-Lift. In sehr ausgeprägten Fällen kann auch hier eine zusätzliche Verlängerung der Hautstrecke mit einem Hauttransplantat sinnvoll sein.

5.4 OP-Techniken

Zur Korrektur des Ektropiums stehen verschiedene Techniken zur Auswahl, die sich in Aufwand und Technik unterscheiden. Die geschildertern Techniken sind sicher nicht vollständig und es existieren in der Literatur die verschiedensten Ab-

5.4.1 Laterale Kanthopexie

Die laterale Kanthopexie ist die einfachste Form der lateralen Lidbandstraffung und plikiert das laterale Lidband mit einer einfachen Naht. Hierzu wird die Haut ohne Kanthotomie im lateralen Lidwinkel eröffnet und das Periost der Orbitakante dargestellt. Anschließend wird der laterale Tarsus mit einer doppelt armierten Naht (z. B. Vicryl 5-0) angeschlungen. Anschließend wird die Naht am Periost der Innenseite der Orbitakante fixiert und unter Kontrolle der Lidspannung geknotet. Der Wundverschluss erfolgt mit einer Einzelknopfnaht.

Die Kanthopexie eignet sich sehr gut für milde oder funktionelle Ektropien oder als Kombination mit einer Unterlidblepharoplastik zur Vermeidung eines Ektropiums postoperativ (Abb. 5.4).

5.4.2 Laterale Tarsalzungenplastik

Die Tarsalzungenplastik beginnt mit einer lateralen Kanthotomie und Darstellung der lateralen Orbitakante. Anschließend wird der untere Schenkel des lateralen Lidbandes durchtrennt, sodass das gesamte Unterlid mobil wird. Danach wird der late-

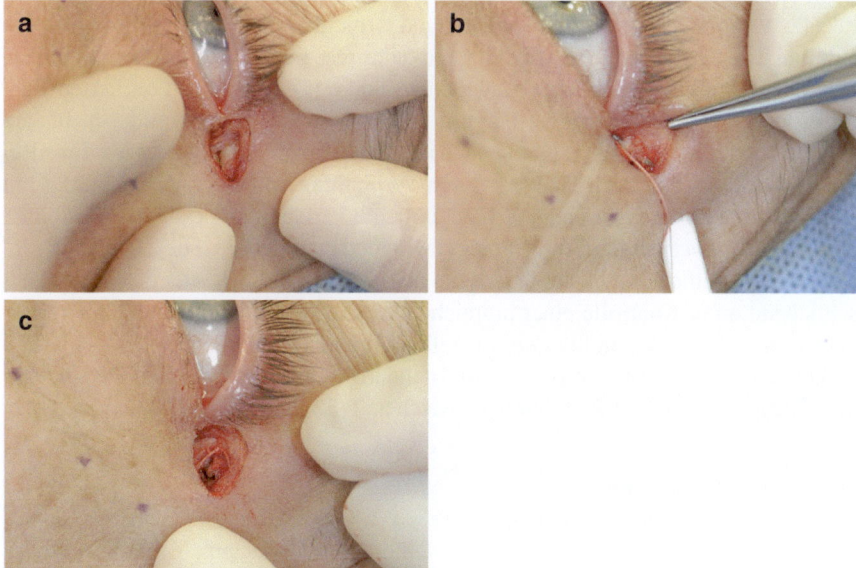

Abb. 5.4 a–c Laterale Kanthopexie mit Erhalt des Lidwinkels. **a** Darstellung der lateralen Orbitakante. **b** Refixation des bereits angeschlungenen Lidbändchens am Periost der Orbitakante. **c** Knoten der Kanthopexie unter Kontrolle der Lidspannung. (© Keserü/Dulz 2024. All rights reserved)

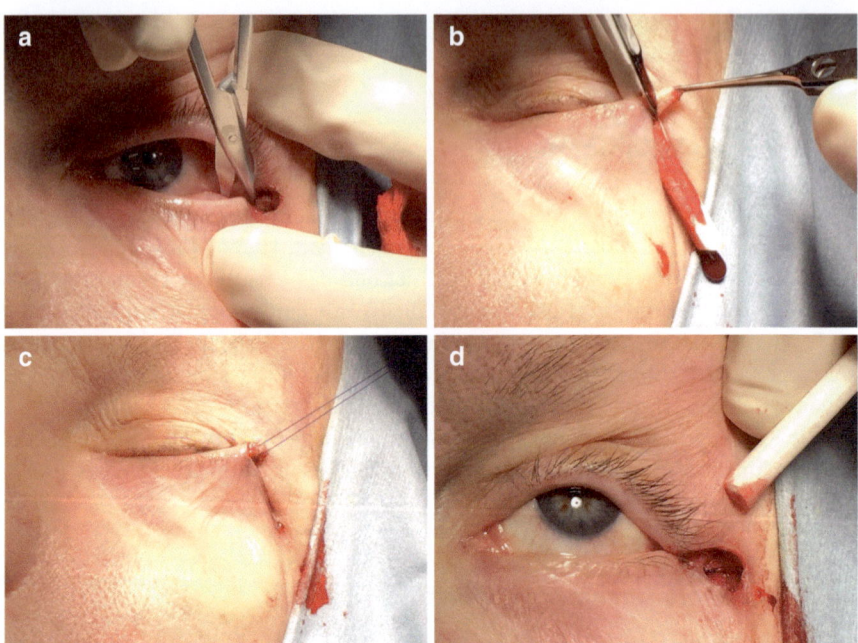

Abb. 5.5 a–d Laterale Tarsalzungenplastik. **a** Laterale Kanthotomie, **b** Präparation der Tarsalzunge, **c** angeschlungene Tarsalzunge, **d** an der Innenseite der lateralen Orbitakante refixierte Tarsalzunge. (© Keserü/Dulz 2024. All rights reserved)

rale Tarsus auf der Vorderseite von Haut und Orbicularis und auf der Rückseite von Konjunktiva befreit. Ebenso wird die Lidkante reseziert. Die entstehende Tarsuszunge wird auf das gewünschte Maß gekürzt und mit einer doppelt armierten Naht (z. B. PDS 4-0) angeschlungen. Hiernach hält man das Unterlid mit der Naht „am Zügel", weshalb der Eingriff häufig auch als Zügelplastik bezeichnet wird. Eine Rekonstruktion des lateralen Kanthus durch Verbindung von Ober- und Unterlid mit einer resorbierbaren Naht bietet sich an, um eine Verlagerung des Unterlides hinter das Oberlid zu vermeiden, ist aber nicht zwingend erforderlich. Die Zügelnaht wird analog zur Kanthopexie an der Innenseite der lateralen Orbitakante refixiert und anschließend unter Kontrolle einer hinreichenden Lidspannung geknotet. Der Wundverschluss erfolgt mit ein bis zwei Einzelknopfnähten (Abb. 5.5).

Die Tarsalzungenplastik ist der Goldstandard in der chirurgischen Behandlung des Ektropiums und mit Rezidivraten zwischen 2–5 % eine sehr effektive Methode.

Aktueller Hintergrund
Malik et al. konnten kürzlich in einer zwar retrospektiven, aber großen, multizentrischen Studie mit fast 900 eingeschlossenen Patienten zeigen, dass das Nahtmaterial bei einer Tarsalzungenplastik keinen Einfluss auf das Ergebnis der Operation hat (Malik et al. 2023).

5.4.3 Mediale Kanthopexie

Die mediale Kanthopexie adressiert den posterioren Schenkel des medialen Lidbandes. Hierzu ist eine karunkuläre Eröffnung der Bindehaut und eine Darstellung des posterioren, medialen Lidbandes mit Horner-Muskel (Pars profunda des Pars palpebralis des M. orbicularis oculi) erforderlich. Um den Zugang zu erleichtern und die Canaliculi zu schonen, ist es sinnvoll, beide Canaliculi mit einer Bangerter-Sonde zu sondieren und die Sonden von einem Assistenten evertiert halten zu lassen. Anschließend wird die Konjunktiva vor oder hinter der Karunkel eröffnet und entlang des Horner-Muskels bis auf die mediale Orbitawand präpariert. Anschließend wird das Lidband mit Horner-Muskel mit einer doppelt armierten Naht (z. B. Vicryl 5-0) angeschlungen und pexiert.

Die mediale Kanthopexie ist operationstechnisch deutlich anspruchsvoller und erfordert tiefere Kenntnisse der Anatomie im medialen Lidwinkel. Darüber hinaus ist der Zugang zur Crista lacrimalis posterior eng und die Befestigung der Naht hierdurch nicht einfach. Die mediale Kanthopexie bleibt daher besonderen Fällen vorbehalten, in denen eine markante Laxizität des medialen Lidbandes vorliegt und eine alleinige laterale Straffung zu einer zu deutlichen Lateralisierung des unteren Tränenpünktchens führt.

5.4.4 Lazy-T und mediale Rautenexzision

Das Lazy-T (liegendes T) ist im Grunde eine Kombination aus einer Keilexzision mit einer medialen, konjunktivalen Rautenexzision. Die Schnittführung beider Operationsteile erinnert daher an ein liegendes T. Auch bei diesem Eingriff erleichtert die Sondierung des unteren Canaliculus die Operation. Anschließend wird die Lidkante in voller Dicke durchtrennt und ein pentagonaler Keil entsprechend dem horizontalen Lidüberschuss exzidiert. Der zu entfernende Überschuss lässt sich hierbei nach der vertikalen Lidkanteninzision einfach durch Verschieben der Lidanteile gegeneinander bemessen. Anschließend wird auf der Lidrückseite eine ca. 3–4 mm breite und 2–3 mm hohe Raute exzidiert, deren obere Spitze den Tarsusunterrand mit einbezieht und deren laterale Spitze an die vertikale Keilexzision heranreicht. Die Raute wird anschließend mit einer invertierenden Naht (z. B. Vicryl 7-0) in vertikaler Richtung verschlossen. Anschließend wird der Tarsus und die Lidkante analog zu einer klassischen Keilexzision verschlossen (z. B. Vicryl 5-0 und Seide 6-0).

Bei einer milden Eversio puncti lacrimalis ohne signifikanten horizontalen Lidüberschuss ist auch eine alleinige konjunktivale Rautenexzision mit invertierender Naht ohne die Keilexzision des Lazy-T eine schnelle und praktikable chirurgische Lösung.

5.4.5 Vollhauttransplantate und Schwenklappen

Wie bereits oben beschrieben, lässt sich eine laterale Tarsalzungenplastik im Bedarfsfall gut mit einer Vollhauttransplantation oder Schwenklappenplastiken kombinieren. Hierzu wird die Hautinzision subziliar erweitert. In der Regel ist eine Inzision analog zu einer Unterlidblepharoplastik bis knapp vor das untere Tränenpünktchen sinnvoll. Hiernach wird die Unterlidhaut zwischen Orbicularis und Septum orbitale bis auf die untere Orbitakante mobilisiert. Eine Traktionsnaht in der Unterlidkante erleichtert die Präparation (s. Praxistipp). Auch eine Mobilisierung darüber hinaus bzw. ein Anschlingen des SOOF und ein kombiniertes SOOF-Lift (s. unten) sind möglich. Hiernach kann die Tarsalzungenplastik wie oben beschrieben erfolgen. Nach Knoten der Zügelnaht wird das Hautdefizit ausgemessen und entweder als freies Transplantat am Oberlid oder retroaurikulär entnommen oder als Schwenklappenplastik vom Oberlid angezeichnet. Nach der Hautentnahme oder Hebung des Schwenklappens erfolgt das sorgfältige Einnähen in den Defekt mit einer Naht der Wahl (z. B. Seide 6-0 oder Vicryl 6-0; Abb. 5.6).

▶ **Praxistipp** Eine Frost-Naht in der Unterlidkante erleichtert die Präparation bei der Hauttransplantation intraoperativ und kann zum besseren Einheilen des Transplantates für 2–3 Tage nach der Operation mit Steristrips unter Spannung an der Stirn befestigt werden.

5.4.6 SOOF-Lift

Die Abkürzung SOOF bezeichnet das **S**ub **O**rbicularis **O**culi **F**at pad, ein Fettpolster zwischen M. orbicularis oculi und Periost des Os zygomaticum und maxillaris direkt unterhalb der inferioren Orbitakante. Dieses übt mit der gesamten Wangenregion insbesondere bei einem paralytischen Ektropium gravitativen Zug auf die

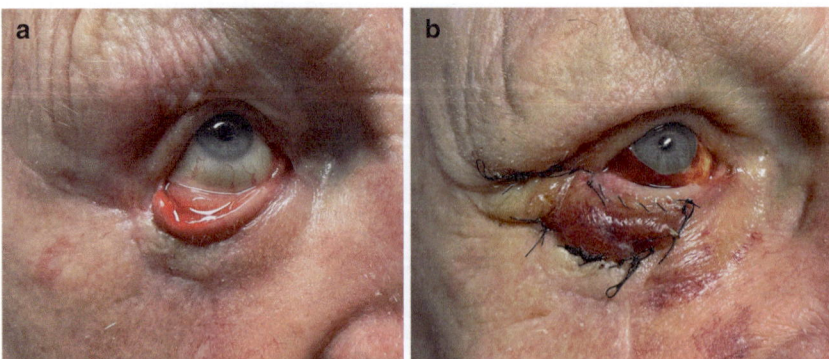

Abb. 5.6 a, **b** Narbenektropium **a** präoperativer Befund nach Basaliomexzision und unsachgemäßer Rekonstruktion, **b** Befund nach Narbenlösung, Tarsalzungenplastik und gestielter Hautschwenklappenplastik vom Oberlid. (© Keserü/Dulz 2024. All rights reserved)

Lidkante aus. Ein SOOF-Lift eignet sich daher besonders als Kombination mit einer Tarsalzungenplastik beim paralytischen Ektropium, aber auch in Fällen mit verkürzter anteriorer Lamelle, um die vertikale Traktion auf die Lidkante zu verringern.

Der chirurgische Zugang erfolgt wie zuvor bei der Hauttransplantation beschrieben über eine subziliare Unterlidblepharoplastik-Inzision mit anschließender Dissektion zwischen Orbicularis und Septum orbitale bis auf die untere Orbitakante. Von hier aus ist entweder eine subperiostale Dissektion nach Inzision des Periosts oder eine supraperiostale Dissektion nach inferior möglich bis sich das SOOF mobil heben lässt. Besondere Vorsicht ist medial im Bereich des N. infraorbitalis geboten. Die subperiostale Präparation bietet in Hinblick auf das Gefäß-Nerven-Bündel Vorteile. Das SOOF wird anschließend mit einer oder auch mehreren Nähten angeschlungen und am Arcus marginalis der Orbitakante refixiert.

5.5 Nachsorge und Komplikationsmanagement

Wie bei allen lidchirurgischen Eingriffen, profitieren Patienten hinsichtlich postoperativer Schwellung und Schmerzen von einer sanften Kühlung (optimale Temperatur 12 °C) in den ersten 2–3 Tagen.

Kleine Ektropiumkorrekturen erfordern nur eine geringe postoperative Nachsorge. Eine alleinige laterale Kanthopexie ohne Kanthotomie wird lediglich mit Steristrips versorgt und topische Befeuchtung (z. B. Dexpanthenol AT) lindert eine postoperative Reizung der Bindehaut durch Anästhesie und präoperative Desinfektion. Wurde die Bindehaut eröffnet, wie z. B. im Rahmen einer Tarsalzungenplastik, einer medialen Kanthopexie oder einer Keilexzision, bietet sich die Verordnung eines topischen, kombinierten Antibiotikums mit Steroiden an (z. B. Dexamethason/Gentamicin Augensalbe 3× täglich für 7 Tage).

Alle größeren Eingriffe wie Kombinationen mit Hauttransplantaten, Schwenklappen oder mit einem SOOF-Lift sollten direkt nach der Operation für mehrere Tage mit Druckverbänden versorgt werden, um der Schwellung entgegenzuwirken. Darüber hinaus erleichtert der Druck auf das Transplantat oder den Schwenklappen die Vaskularisierung aus der Tiefe und das Anheilen auf der Unterlage. Analgetika sind meist nicht erforderlich, können jedoch gerade nach aufwendigeren Eingriffen als Bedarfsmedikation verordnet werden.

Schwellungen sind die häufigsten Komplikationen der Ektropiumchirurgie. Postoperative Hämatome sind üblich, aber meist nicht therapiebedürftig. Hinsichtlich präoperativer Antikoagulanzien können kleinere Eingriffe wie Kanthopexie oder Tarsalzungenplastik auch unter medikamentöser Antikoagulation durchgeführt werden. Vor größeren Eingriffen empfiehlt sich jedoch ein Pausieren der Antikoagulation, solange es der Allgemeinzustand des Patienten zulässt.

Postoperativ wird bei allen Eingriffen mit konjunktivaler Inzision ein kombiniertes Antibiotikum mit Steroiden topisch verordnet, z. B. Dexamethason/Gentamicin Augensalbe 3× täglich für 7 Tage.

Infektionen sind zwar selten. Kommt es im postoperativen Verlauf jedoch zu typischen Infektionszeichen, Rötung, Schwellung und Überwärmung der Lider, ggf.

mit putrider Sekretion oder sogar Fieber, muss frühzeitig eine systemische Antibiose verordnet werden. Bei Fieber ist außerdem eine stationäre Einweisung unvermeidlich, um Entzündungsparameter engmaschig zu kontrollieren und ggf. Eiter chirurgisch zu drainieren oder Nekrosen abzutragen.

Nekrosen von Hauttransplantaten sind eine weitere mögliche Komplikation. Auch Schwenklappen können nekrotisch werden, was jedoch durch die Blutversorgung über den Lappenstiel deutlich seltener ist. Eine Nekrose der Lappenspitze wird bei sehr langen Schwenklappen dennoch zeitweise beobachtet. Kommt es zu einer Nekrose, sollte der nekrotische Anteil abgetragen werden, was durch die Schmerzunempfindlichkeit des nekrotischen Gewebes auch einfach mit Pinzette und Schere bei der postoperativen Visite am Bett oder Stuhl erfolgen kann. Eine Revision sollte jedoch nicht zu frühzeitig erfolgen. Hier sollte mindestens 3–6 Monate abgewartet und auch offene Wunden der sekundären Wundheilung überlassen werden. Erst wenn die Granulation abgeschlossen und Schwellung und Hyperämie abgeklungen sind, hat eine erneute Transplantation genügend Aussicht auf ein vitales Einheilen. Gleiches gilt für Wunddehiszenzen, welche nicht selten bei vaskulär stark vorbelasteten Patienten auch rezidivierend vorkommen. Wird eine Wundnaht ohne übermäßige Spannung dehiszent und ist eine primäre Revision der Naht nicht erfolgreich, sollte nach Möglichkeit die sekundäre Wundheilung abgewartet werden und eine erneute Revision erst erfolgen, wenn die Wunde ruhig abgeheilt ist (Abschn. 9.2.2). Zu häufige Revisionen und mehrfach erfolglose Nahtnachlegungen belasten den Patienten und führen zu einem schlechteren Ergebnis.

Zeitweise kommt es zu einer Flüssigkeitsansammlung unter einem Hauttransplantat. Diese Serome sollten frühzeitig punktiert und entlastet werden, da das Transplantat über den Kontakt zum Weichteilbett vaskularisiert. Druckverbände vermeiden eine Serombildung.

▶ **Praxistipp** Insbesondere größere Vollhauttransplantate können schon intraoperativ an mehreren Stellen punktiert werden, um das Sammeln von Flüssigkeit unter dem Transplantat zu vermeiden. In Verbindung mit einem postoperativen Druckverband werden Serome unter dem Transplantat so vermieden.

Ist das Ektropium bei der ersten postoperativen Kontrolle über- oder unterkorrigiert, muss auch über eine Revision und deren Zeitpunkt nachgedacht werden. Über- oder Unterkorrekturen lassen sich sehr einfach in den ersten 7 Tagen nach dem Ersteingriff revidieren. Hierzu ist in aller Regel noch nicht einmal ein Skalpell erforderlich, da sich der OP-Situs nach Fadenentfernung stumpf wiedereröffnen lässt. Spätere Revisionen sollten auch erst nach Abschluss der Wundheilung 3–6 Monate nach dem Ersteingriff erfolgen. Kleinere Über- oder Unterkorrekturen sind konservativ mit Massage beherrschbar. Kommt es zu einer Überkorrektur durch bestimmte, einzelne Nähte (z. B. eine invertierende Naht beim Lazy-T), sollte diese frühzeitig entfernt werden.

▶ **Praxistipp** Die Hautfäden verbleiben nach einer komplikationslosen Ektropiumkorrektur typischerweise 6–10 Tage. Lediglich Lidkantennähte sollten mit 10–14 Tagen etwas länger belassen werden, um die unter Spannung stehende Lidkante für einige Tage länger zu unterstützen

Literatur (zitiert & weiterführend)

Weiterführende

Corredor-Orsorlo R et al (2017) Congenital upper eyelids ectropion in Down's syndrome. GMS Ophthalmoloygy Cases

Keserü M, Schaudig U (2018) Nachhaltigkeit in der Ektropiumchirurgie. J Ästhet Chir, Volume 11, pages 57–61, (2018)

Moledina, M., Ahmed, I., Ranji, A. et al. Lateral tarsal strip procedure: comparison of absorbable sutures and nonabsorbable polypropylene suture. Does the suture type matter?. Eye 38, 752–756 (2024). https://doi.org/10.1038/s41433-023-02768-6

Moledina M et al (2023) Lateral tarsal strip procedure: comparison of absorbable sutures and non-absorbable polypropylene suture. Does the suture type matter? Eye

Olver JM (1998) Surgical tips on the lateral tarsal strip. Eye

Olver JM (2000) Raising the suborbicularis oculi fat (SOOF): its role in chronic facial palsy. Br J Ophthalmol

Vahdani K, Thaller VT (2021) Anterior lamellar deficit ectropion management. Eye

Ptosis

6

Ptosis (griech. πτωσις: Fall, Senkung) bezeichnet die Absenkung eines Organs oder einer Gewebestruktur aus ihrer natürlichen Position. Auch wenn der Begriff im Grunde nicht spezifisch für das Lid ist und eigentlich genauer als Blepharoptosis bezeichnet werden müsste, ist bei alleiniger Verwendung des Begriffs „Ptosis" üblicherweise die Oberlidsenkung gemeint.

6.1 Funktionelle Anatomie und Pathogenese

Um die Pathogenese der Ptosis und die Differenzierung ihrer Ursachen zu verstehen, ist ein detaillierter Blick auf die Oberlidanatomie, den Lidheber (M. levator palpebrae) und seine Innervation erforderlich. Der M. levator palpebrae entspringt aus dem Anulus tendineus communis in der Orbitaspitze und folgt dem Verlauf des M. rectus superior über dem Rectus bis an das vordere Orbitadach. Hier erfährt der Muskel über das Whitnall-Ligament (syn. Ligamentum transversum superior) eine Richtungsänderung und wird nach inferior abgelenkt.

Hiernach inseriert der M. levator palpebrae mit seiner Aponeurose in den Oberlidtarsus sowie mit Teilen der Fasern in das Septum orbitale und die Lidhaut. Durch seine partielle Insertion in die Haut wird bei Lidhebung die Lidfurche gebildet.

Der M. levator palepbrae besteht histologisch gesehen aus quergestreiften Muskelfasern, deren Innervation über den N. okulomotorius (III. Hirnnerv) erfolgt. Jedoch findet sich am Tarsusoberrand zwischen M. levator palpebrae und Konjunktiva zusätzlich glatte Muskulatur, welche sympathisch innerviert ist. Es existiert daher ein zweiter, vegetativ innervierter Lidheber, der sog. Müller-Muskel (syn. M. tarsalis).

Die lidhebenden Nervenfasern des Okulomotorius erreichen die Orbita über die Fissura orbitalis superior, verlassen den Nervenstamm als Ramus superior bereits in der Orbitaspitze und folgen ab dort dem Muskelverlauf.

Die sympathische Innervation für den Müller-Muskel ist komplexer. Dessen sympathische Fasern verlassen im Bereich des ersten Brustwirbels das Rückenmark und werden im Grenzstrangganglion (Ganglion cervicale superius) umgeschaltet. Ab hier folgen sie der A. carotis cummunis und interna, formen den Plexus caroticus und kommen sowohl mit der A. ophthalmica über den Canalis opticus als auch über Querverbindungen zum N. oculomotorium mit diesem über die superiore Fissur in die Orbita und entlang der Muskeln bis an die glatten Muskelfasern des M. tarsalis.

Die sympathische Innervation des Müller-Muskels ist für die Erweiterung der Lidspalte (neben der Pupillenerweiterung) in Stresssituationen mit Sympathikusaktivierung verantwortlich und erklärt eine verkleinerte Lidspalte bei Müdigkeit und parasympathischer Aktivität, den umgangssprachlichen „Schlafzimmerblick".

Aufbauend auf der physiologischen Anatomie der Lidhebung und in Abhängigkeit vom Zeitpunkt des Auftretens lassen sich nun verschiedene Ursachen einer pathologischen Lidsenkung unterscheiden:

- Erworbene Ptosis
    - Involutive Ptosis (syn. senile Ptosis, aponeurotische Ptosis)
    - Neurogene Ptosis
    - Myogene Ptosis
    - Mechanische Ptosis
    - Traumatische Ptosis
    - Iatrogene Ptosis
- Kongenitale Ptosis

6.2 Differenzialdiagnosen

Die *involutive* oder auch *senile oder aponeurotische Ptosis* ist die häufigste Form und entsteht durch eine degenerative Desinsertion der Levatoraponeurose von ihrem Ansatz. Hierdurch sinkt die Lidkante bei intakter oder nur geringfügig reduzierter Levatorfunktion (zur Untersuchung der Levatorfunktion s. unten). Der größte Risikofaktor für die Entstehung einer involutiven Ptosis ist das Alter, daher werden die Begriffe involutive und senile Ptosis synonym genutzt. Aber auch regelmäßiges Tragen von Kontaktlinsen ist ein häufig unterschätzter Risikofaktor für die Entstehung einer involutiven Ptosis. Durch das Tragen der Kontaktlinsen kommt es zu einer chronischen mechanischen und entzündlichen Irritation mit sekundärer Degeneration der Levatoraponeurose. Außerdem führt die chronische Manipulation der Lider beim Einsetzen und Entfernen der Linsen zu einer über die Dauer des Kontaktlinsentragens progredienten Aponeurosendehiszenz.

Durch fehlende oder gestörte Innervation entsteht eine *neurogene Ptosis*. Bei einer Okulomotoriusparese entsteht eine meist komplette Ptosis mit Verlegung der optischen Achse und ohne Levatorfunktion. Darüber hinaus entsteht durch die Okulomotoriusparese eine Störung der gesamten Okulomotorik mit Exotropie und Diplopie in allen Blickrichtungen. Dies erschwert die Therapie, da die Ptosis durch Okklusion vor den Doppelbildern schützt und eine Ptosiskorrektur wiederum die

6.2 Differenzialdiagnosen

Diplopie wieder in den Vordergrund rückt. Eine Prismenversorgung oder Augenmuskel-OP ist daher nach einer Ptosiskorrektur bei Patienten mit Okulomotoriusparese meist zusätzlich notwendig.

Die Myasthenia gravis als Erkrankung der neuromuskulären Endplatte ruft ebenso eine neurogene Ptosis hervor und ist nicht selten mit Diplopieepisoden vergesellschaftet. Hinweise auf eine Myasthenie geben die tageszeitlich schwankende Ausprägung der Beschwerden, typischerweise eine Verschlechterung im Verlauf des Tages und eine Besserung in Ruhe sowie ein positiver Icepack- oder Simpson-Test (s. unten).

Ist die sympathische Innervation gestört, kommt es zu einer deutlich milderen Ptosis mit nur gering reduzierter Levatorfunktion und einer begleitenden Miosis auf der betroffenen Seite. Dies wird als Horner-Syndrom bezeichnet. Der noch häufig zur klassischen Horner-Trias hinzugezählte Enophthalmus ist lediglich ein Pseudoenophthalmus durch die verkleinerte Lidspalte und wird daher nicht mehr zum Horner-Syndrom hinzugezählt. Klinisch korrekter ist daher die Trias aus Ptosis, Miosis und einer Anhidrosis, welche sich durch gestörte sympathische Innervation der Schweißdrüsen zusätzlich zeigen kann. Bestätigt sich der Verdacht auf ein Horner-Syndrom bei der pharmakologischen Pupillenprüfung, muss die weitere Diagnostik den gesamten Sympathikusverlauf einschließen.

Liegt die Ursache nicht in der Innervation des Lidhebers, sondern beim Muskel selbst, spricht man von einer *myogenen Ptosis*, welche durch primäre oder sekundäre Myopathien, wie z. B. eine okulopharyngeale Muskeldystrophie, eine myotone Dystrophie oder eine chronisch progressive externe Ophthalmoplegie (CPEO) verursacht sein kann. Klinisch sollte der Verdacht auf eine Myopathie aufkommen bei familiärer Belastung, bei schwankender Ausprägung der Beschwerden, bei deutlich verstrichener Lidfurche und bei Ptosis in Verbindung mit Motilitätsstörungen und Diplopie oder mit anderen muskulären, gastrointestinalen oder kardiologischen Beschwerden. Die Levatorfunktion ist in allen Fällen einer myogenen Ptosis deutlich reduziert. Schluckstörungen können auf eine okulopharyngeale Muskeldystrophie hinweisen.

Eine CPEO in Verbindung mit einer Retinitis pigmentosa und einer Manifestation vor dem 20. Lebensjahr wird als Kearns-Sayre-Syndrom bezeichnet. Das Kearns-Sayre-Syndrom ist Folge einer mitochondrialen Dysfunktion und schließt häufig andere neurologische Ausfälle wie Taubheit, Ataxie, Sensibilitätsstörungen sowie kardiale Pathologien mit ein. Eine Funduskopie in Hinblick auf eine Netzhautdystrophie ist daher augenärztlicherseits bei Verdacht auf eine CPEO obligat.

Für eine *mechanisch induzierte Ptosis* reicht häufig eine stark ausgeprägte Dermatochalasis der Oberlider, welche durch den mechanischen Druck der Haut auf das Oberlid auch eine Absenkung der Lidkante hervorruft. Hierbei muss der Untersucher besonderes Augenmerk auf die Lidkantenposition mit und ohne iatrogene Entlastung der Lidkante legen (s. Kap. „Indikationsstellung").

In selteneren Fällen führen jedoch auch raumfordernde Prozesse in Lid und Orbita zu einer mechanischen Ptosis. Hierfür kommen benigne Läsionen wie Chalazien, Dermoidzysten oder Hämangiome in Frage, aber auch maligne Tumoren. So können z. B. Lymphome der oberen Orbita zu einer Ptosis des Oberlides führen.

Aber auch Mammakarzinom-Metastasen der Orbita zeigen nicht selten nur einen geringen Exophthalmus oder haben durch eine sekundäre Atrophie innerhalb der Orbita einen Enophthalmus mit sekundärer Ptosis zur Folge. Jeglicher Verdacht auf einen malignen Prozess sollte daher mittels radiologischer Bildgebung und ggf. auch bioptisch ausgeschlossen werden. Auch ein Enophthalmus nach Orbitabodenfraktur oder bei Silent-Sinus-Syndrom kann eine Ptosis hervorrufen.

Eine vergrößerte Lidspalte auf der Gegenseite kann ebenso eine Ptosis imitieren. So wird nicht selten ein Lidretraktion bei endokriner Orbitopathie als Ptosis des nichterkrankten Auges wahrgenommen. Eine Untersuchung beider Augen ist daher obligat und ein Vergleich des aktuellen klinischen Bildes mit alten Fotografien kann zur Differenzierung der erkrankten Seite manchmal weiterhelfen. Auch eine Hypotropie kann durch die synerge Oberlidsenkung eine Ptosis vortäuschen und als Pseudoptosis imponieren.

Eine unspezifische Mischform stellt die traumatische Ptosis dar, da diese je nach Art und Ausmaß der Verletzung sowohl mechanisch (durch narbige Retriktion der Lidhebung), als auch aponeurotisch (durch traumatische Dehiszenz der Levator-Aponeurose), neurogen (durch Schädigung des Okulomotorius oder der sympathischen Innervation) oder myogen (durch direkte Schädigung des M. levator palpebrae) sein kann. Insbesondere eine traumatische Schädigung der Levator-Innervation lässt sich präoperativ nur schwer identifizieren und die Prognose einer Ptosisoperation ist daher unsicherer als bei Korrekturen einer herkömmlichen, involutiven Ptosis.

Nicht zuletzt müssen iatrogen induzierte Ptosen differenzialdiagnostisch ausgeschlossen werden. Die ästhetische Nutzung von Botulinum Toxin wird immer populärer. Eine Ptosis in Folge einer Botox behandlung ist mit <1 % zwar selten, aber dennoch im Gesamtkollektiv der Ptosis-Patienten eine nicht zu unterschätzende Differenzialdiagnose. Berichtet eine Ptosis-Patientin von einer Botoxbehandlung innerhalb der letzten 3 Monate, lohnt immer ein Abwarten bis die Botoxwirkung nachlässt. Die iatrogene Ptosis nimmt hierbei oft schon nach 6–8 Wochen deutlich ab. Dies lässt sich durch mechanische Muskelstimulation beschleunigen oder durch adrenerge Augentropfen kaschieren (Praxis-Tipp).

Ärztliche Einwirkung in Form anderer okulärer Eingriffe ist darüber hinaus eine häufige Ursache einer Ptosis. So führen 6–11 % aller intraokularen Eingriffe zu einer sekundären Ptosis auf dem operierten Auge mit dem höchsten Risiko einer Ptosis nach filtrierenden glaukomchirurgischen Operationen. Aber auch 9 % aller Kataraktoperationen entwickeln eine sekundäre Ptosis. Die Pathogenese dieser sekundären Ptosen ist als aponeurotisch zu werten, da die intraoperative Nutzung des Lidsperrers mit einem nicht zu unterschätzenden sekundären Trauma für die Levatoraponeurose einher geht. Darüber hinaus führt das Sickerkissen eines filtrierenden Eingriffs zu einem mechanischen Effekt auf das Oberlid und die häufigere Nutzung von Traktionsnähten und der Einsatz von Mitomycin C erklärt das zusätzliche Ptosis-Risiko bei der Glaukomchirurgie.

6.2 Differenzialdiagnosen

▶ **Praxistipp** Eine milde, aber dennoch kosmetisch stark störende Ptosis nach Botoxinjektion kann durch adrenerge Augentropfen (z. B. Apraclonidin oder Neosynephrin AT) verbessert werden. Diese haben jedoch den einschränkenden Nebeneffekt einer mydriatischen Wirkung. Darüber hinaus kann die mechanische Stimulation des Muskels die Botoxwirkung verkürzen. Hierzu kann das vibrierende Handstück einer Zahnbürste für mehrere Minuten täglich auf das Lid gelegt werden.

Im Gegensatz zu allen vorgenannten, erworbenen Formen der Ptosis besteht die kongenitale Ptosis als angeborene Form aus einem ophthalmopädiatrischen Patientenkollektiv. Vorrangigstes Therapieziel ist hierbei die Amblyopieprophylaxe. Die Pathogenese der kongenitalen Ptosis ist durchaus unterschiedlich. Meist ist die kongenitale Ptosis auf eine insuffiziente Entwicklung des M. levator palpebrae in Form einer genetisch verursachten Dystrophie des M. levator palpebrae zurückzuführen mit sekundärer Fibrose und teilweise fettiger Degeneration des Muskels, was die chirurgische Dissektion des Muskels häufig erschwert. Klinisch zeigt sich der fibrotische Muskelumbau häufig durch ein Zurückbleiben des Oberlides im Abblick (sog. „lid lag"). Dies ist ein typisches Zeichen einer kongenitalen Ptosis, sofern bisher keine Ptosisoperationen durchgeführt wurden. Darüber hinaus ist durch die Dystrophie des Muskels eine schlechte bis erloschene Levatorfunktion für eine kongenitale Ptosis typisch.

Auch Geburtstraumata, z. B. durch eine Zangengeburt, wurden als Ursache für eine kongenitale Ptosis beschrieben.

Darüber hinaus existieren Innervationsstörungen und Fehlinnervationen, die in einer kongenitalen Ptosis resultieren. Eindrücklichstes Beispiel hierfür ist das Marcus-Gunn-Syndrom. Hierbei besteht eine Fehlinnervation zwischen Kaumuskulatur und Lidheber, wodurch es zu einer Synkinesie zwischen Lidhebung und Kaubewegung kommt. Ursache hierfür ist eine pathologische Verbindung von Nervenfasern zwischen dem dritten und fünften Hirnnerven.

Daneben existieren noch zwei weitere Sonderformen der kongenitalen Ptosis: zum einen das Blepharophimose-Ptosis-Epikanthus-inversus-Syndrom (BPES) und zum anderen das kongenitale Fibrosesyndrom der extraokularen Muskeln (CFSEO).

Beim BPES handelt es sich um eine hereditäre Verengung der horizontalen Lidspaltenweite (Blepharophimose) in Kombination mit einer Ptosis und einem Epikanthus inversus. Das BPES wird autosomal-dominant vererbt und kommt daher familiär gehäuft vor. Etwa 50 % der Fälle treten jedoch sporadisch und ohne familiäre Belastung auf. Verantwortlich für das BPES ist eine Mutation im Forkhead box L2-Gen (FOXL2). Die Prävalenz des BPES wird auf 1:50.000 geschätzt.

Das CFSEO wiederum ist noch seltener und wurde früher als primäre Muskelerkrankung betrachtet mit degenerativer Muskelfibrose, Muskelhypoplasie und sekundärer Motilitätseinschränkung aller Augenmuskeln inkl. des M. levator palpebrae. Inzwischen wird das CFSEO zu den kongenitalen Innervationsstörungen gerechnet und die Fibrose der Muskulatur als sekundäre Folge der Innervationsstörung betrachtet. Klinisch charakteristisch für das CFSEO sind eine kongenitale Ptosis in Verbindung mit komplexen Motilitätsstörungen und Schielstellungen, insbesondere eine aufgehobene Bulbushebung mit Kopfzwangshaltung.

> **Aktueller Hintergrund**
> Das CFSEO wird nicht mehr als primäre Muskelerkrankung gewertet. Hierfür sprechen vergleichbare histopathologische Bilder bei anderen kongenitalen Dysinnervationssyndromen und die fehlende Korrelation zwischen Ausmaß der Fibrose und Ausprägung der Motilitätsstörung. Es wird daher empfohlen, das CFSEO gemeinsam mit den kongenitalen Innervationsstörungen, zu denen auch das Duane-Retraktionssysndrom und das Möbius-Syndrom zählen, unter dem Begriff der kongenitalen Innervations-Dysgenesie-Syndrome zusammenzufassen (Assaf 2011).

6.3 Untersuchung und Indikationsstellung

Patienten mit einer Ptosis bedürfen zunächst einer ausführlichen Anamnese, die insbesondere Fragen zum zeitlichen Auftreten der Ptosis und zu Schwankungen im Tagesverlauf beantwortet. Außerdem sollte nach Schluckstörungen oder anderen Muskelschwächen gefragt werden, um Hinweise auf eine evtl. vorliegende Myasthenie oder Myopathien zu bekommen. Außerdem sind Fragen nach Kontaklinsennutzung, Voroperationen oder Botoxbehandlungen sinnvoll, um weitere Informationen zur Ursache der Ptosis zu gewinnen.

Zur Quantifizierung der Ptosis haben sich einige Parameter etabliert, die einfach mittels Lineal am sitzenden Patienten und mit Blick in Primärposition ausgemessen werden können (Abb. 6.1):

- Vertikale Lidspaltenweite (LSW): Die Strecke zwischen Oberlidkante und Unterlidkante, gemessen in der Ebene der optischen Achse. Die LSW hat den Nachteil, dass sie bei gleichzeitig abgesunkenem Unterlid nicht verringert ist. Zur Quantifizierung einer Ptosis ist daher die MRD besser geeignet.

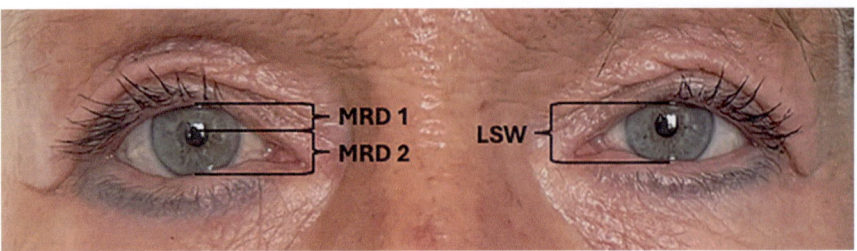

Abb. 6.1 Margin-Reflex-Distance (MRD 1 und MRD 2) und Lidspaltenweite. (© Keserü/Dulz 2024. All rights reserved)

6.3 Untersuchung und Indikationsstellung

- Horizontale Lidspaltenweite: Die Strecke zwischen lateralem und medialem Kanthus. Dieser Wert ist gerade bei BPES wichtig, muss aber nicht bei jeder Ptosis ermittelt werden.
- Margin-Reflex-Distance (MRD) 1: Die vertikale Strecke zwischen Oberlidkante und zentralem Hornhautreflex. Sie bietet die beste Aussage zum Ausmaß der Ptosis.
- MRD 2: Die vertikale Strecke zwischen zentralem Hornhautreflex und Unterlidkante. Sie gibt Auskunft über die Unterlidstellung und ist für die Ptosis weniger wichtig. Sie findet nur zur Vollständigkeit in diesem Kapitel Erwähnung.
- Levatorfunktion: Die Exkursionsstrecke der Oberlidkante zwischen maximalem Abblick und Aufblick. Bei der Messung sollte die Braue mit einem Finger fixiert werden um den Frontaliseinfluss auf die Lidhebung zu unterbinden. Die Levatorfunktion ist ein Hauptkriterium bei der Entscheidung für ein geeignetes Operationsverfahren (s. unten). Die Levatorfunktion kann grob eingeteilt werden als

    ° normal   >15 mm
    ° gut   12–14 mm
    ° mäßig   5–11 mm
    ° schlecht   <5 mm

- Höhe der Lidfurche: Die Höhe der Lidfurche kann ebenso als Strecke zwischen Oberlidkante und Lidfurche im zentralen Oberlid gemessen werden. Die normale Lidfurchenhöhe liegt bei Erwachsenen zwischen 7–8 mm. Typischerweise ist die Lidfurche bei einer involutiven Ptosis erhöht. Darüber hinaus ist die Lidfurche bei myogener Ptosis typischerweise verstrichen und lässt sich nicht messen.

Eine Prüfung der Stellung oder Motilität in alle Blickrichtungen ist darüber hinaus wichtig, um Paresen zu erkennen oder eine Hypotropie auszuschließen. Dies grenzt die Differenzialdiagnosen mit begleitender Motilitätsproblematik ein (s. oben).

Im Rahmen der Motilitätsprüfung empfiehlt sich auch eine Prüfung des Bell-Phänomens. Diese Untersuchung zielt bereits auf die Risikoeinschätzung und Dosierung einer möglichen Ptosisoperation ab, da jede Ptosiskorrektur, zumindest in der ersten postoperativen Phase, mit einer Verschlechterung des Lidschlusses einhergeht und Patienten mit schlechtem Bell-Phänomen ein erhöhtes Risiko für korneale Komplikationen nach einer Ptosis-OP haben.

Danach sollte eine Exophthalmometrie erfolgen, um einen Enophthalmus (oder Exophthalmus der Gegenseite) auszuschließen. Ergeben sich hierbei Hinweise auf eine orbitale Pathologie, sollten weitere bildgebende Verfahren, zunächst eine Sonografie der Orbita und bei weiterer Unklarheit eine Computertomografie oder Magnetresonanztomografie durchgeführt werden.

Bei Verdacht auf eine Myasthenie (über den Tagesverlauf verstärkende Ptosis, Besserung in Ruhe, verstrichene Lidfurche), sollten weitere Tests durchgeführt werden, die spezifische Veränderungen bei Myasthenie zeigen:

- Simpson-Test: Der Patient wird gebeten, für einige Minuten bei gerader Kopfhaltung nach oben zu blicken. Durch die Myasthenie kommt es zu einer raschen Ermüdung des Muskels und einem Absinken der Oberlider. Diese rasche Ermüdung lässt sich modifiziert auch im Orbitcularis prüfen, indem man den Patienten bittet, die Augen dauerhaft forciert zu schließen. Auch hierbei lässt die Muskelspannung bei positivem Test rasch nach.
- Cogan-Test (syn. Cogan lid twitch sign): Der Patient wird gebeten, vom Abblick rasch in den Geradeausblick zu wechseln. Hierbei zeigt sich bei positivem Test eine überschießende, zeitweise repetitiv zuckende Hebung des Oberlides.
- Eistest: Durch das Auflegen einer Kühlkompresse auf das Oberlid für zwei Minuten bessert sich die Ptosis bei positivem Testresultat deutlich (meist um 2–4 mm)
- Neurologische Mitbeurteilung: Die Mitbeurteilung durch einen neurologischen Kollegen kann mittels EMG, direktem Antikörpernachweis (Acetylcholinrezeptor-Antikörper) im Blut und ggf. einem Tensilontest den Verdacht auf eine Myasthenie sichern und ggf. durch diesen eine kausale Therapie eingeleitet werden.

Besonders wichtig ist es, Patienten mit Myasthenie zu erkennen und aus dem Kollektiv der Ptosis-Patienten zu filtern, da diese keine Kandidaten für eine Ptosisoperation sind, sondern einer suffizienten, neurologisch gesteuerten, medikamentösen Therapie zugeführt werden müssen. Für die Behandlung der Myasthenie stehen neben den klassischen Acetylcholinesterase-Hemmern (z. B. Pyridostigmin, Neostigmin) inzwischen auch Komplement-C5-Blocker (Eculizumab) und Hemmer des neonatalen Fc-Rezeptors (Efgartigimod) zur Verfügung, welche zur Behandlung der Myasthenie eingesetzt werden können. Auch eine Thymektomie oder Plasmapherese sind Therapiealternativen.

Patienten mit Verdacht auf eine Muskeldystrophie (CPEO, OPMD, Kearns-Sayre-Syndrom) als Ursache der Ptosis müssen ebenso neurologisch und auch internistisch untersucht werden, da diese neben der Ptosis meist unter anderen, zum Teil auch vital bedrohlichen Begleitfolgen leiden. So ist sind Muskeldystrophien häufig auch mit Kardiomyopathien, gastrointestinalen oder endokrinen Erkrankungen vergesellschaftet.

Eine kausale Therapie ist für alle Muskeldystrophien leider nicht verfügbar. Eine adjuvante Ptosiskorrektur ist bei stark ausgeprägter Ptosis mit visueller Beeinträchtigung möglich und die Entscheidung hierfür in enger Rücksprache mit dem Patienten zu treffen. Die Prognose ist jedoch aufgrund der meist progressiven Muskeldystrophie und damit auch nachlassenden Wirkung einer Operation sowohl bei Levatorchirurgie als auch bei Suspensionsverfahren limitiert. Bei einer Restlevatorfunktion >4 mm sollte bei diesen Patienten eine Levatorresektion durchgeführt werden.

Die Prüfung der Pupillomotorik gehört ebenso zur klinischen Evaluation bei Ptosis-Patienten und dient dem Ausschluss einer Okulomotoriusstörung und zur Prüfung auf ein Horner-Syndrom. Bei Verdacht auf ein Horner-Syndrom, sollte dies mittels pharmakologischer Pupillenprüfung näher evaluiert werden. Hierfür werden

6.3 Untersuchung und Indikationsstellung

Kokain 5-%-Augentropfen in beide Augen geträufelt und die Pupillengröße unter standardisierter Beleuchtung, am besten am Goldmann-Perimeter vor und eine Stunde nach der Augentropfengabe dokumentiert. Eine persistierende Anisokorie von >1 mm bestätigt das Horner-Syndrom. Alternativ kann für eine Prüfung auf ein Horner-Syndrom auch Apraclonidin eingesetzt werden, wobei sich im Gegensatz zum Kokain-Test die betroffene Pupille und auch die Lidspalte stärker weiten als die gesunde Seite.

▶ **Praxistipp** Ein Kokaintest bei Säuglingen ist grundsätzlich möglich. Jedoch sollte die Dosierung auf Kokain 2,5-%-Augentropfen reduziert werden. Ein Test mit Apraclonidin-Augentropfen ist für Säuglinge unter einem Jahr kontraindiziert.

Die Gabe von Apraclonidin-Augentropfen eignet sich als α2-Sympathomimetikum darüber hinaus zur Prüfung der Müller-Muskelfunktion und hat sich daher etabliert, um den Effekt einer posterioren Müller-Muskelresektion präoperativ einzuschätzen. Bei gutem Effekt der Apraclonidingabe auf die Ptosis kann daher eine posteriore Müller-Muskelresektion als chirurgische Alternative nicht nur bei Horner-Patienten, sondern auch bei Patienten mit involutiver oder kongenitaler Ptosis angeboten werden.

Nicht zuletzt muss bei jeder Indikationsstellung zu einer Ptosiskorrektur die Frage einer medizinischen OP-Indikation geklärt werden. Bei weitem nicht alle Ptosis-Patienten benötigen eine operative Korrektur und in vielen Fällen steht die kosmetische Einschränkung der Patienten im Vordergrund. Der Wunsch des Pateinten nach einer Korrektur ist in jedem Fall verständlich. Hier muss der okuloplastische Chirurg jedoch als eingehender Aufklärer das Chancen-Risiko-Verhältnis mit dem Patienten besprechen und den medizinischen Nutzen eines Eingriffs individuell für den jeweiligen Patienten bewerten. Um dies zu quantifizieren, hat sich die Goldmann-Perimetrie etabliert. Nur sie belegt das Ausmaß der visuellen Beeinträchtigung der Ptosis zuverlässig und lässt die valide Begründung einer medizinischen Indikation zu. Dies hat nicht zuletzt auch Auswirkung auf die Kostenübernahme einer Ptosiskorrektur durch die Krankenkasse. Eine milde Ptosis, welche ohne Beeinträchtigung der visuellen Funktion einhergeht, muss nicht zwingend operiert werden, und der Wunsch des Patienten nach einer kosmetischen Korrektur darf nicht der Krankenkasse in Rechnung gestellt werden. Der indizierende okuloplastische Chirurg muss diese Bewertung vor jedem Ptosiseingriff begründbar treffen und hinreichend dokumentieren, um eventuell späteren Regressforderungen entgegnen zu können.

▶ **Praxistipp** Eine standardisierte Fotodokumentation und Perimetrie bei allen Ptosis-Patienten erleichtert in der Praxis die Bewertung der medizinischen oder kosmetischen OP-Indikationsstellung und schützt vor späteren Regressen. Im Zweifelsfall sollte vor einem Eingriff die Kostenübernahme beim Kostenträger beantragt werden.

Nach Klärung der Ptosisursache und einer medizinischen Indikation muss nun das geeignete OP-Verfahren gewählt werden. Hierbei soll nochmals erwähnt werden, dass Patienten mit einer neurogenen Ptosis durch eine Myasthenie nicht primär operiert werden dürfen, sondern zunächst einer medizinischen Therapie bedürfen. Daneben existiert für die Ptosis auch eine häufig nicht bedachte, konservative Therapie in Form einer Ptosisbrille, welche zwar nur in Ausnahmefällen sinnvoll ist, aber gerade multimorbiden oder aus anderen Gründen inoperablen Patienten temporäre Linderung bietet. Auch für Patienten mit einer Okulomotoriusparese oder mit Muskeldystrophien, bei denen mit schweren kornealen Problemen postoperativ oder mit einem schlechten Effekt der Operation gerechnet werden muss, bietet die Anfertigung einer Ptosisbrille

Entscheidendes Kriterium für die Wahl des OP-Verfahrens ist bei jeder Ptosis die Levatorfunktion. Bei guter oder nur gering reduzierter Levatorfunktion >8 mm ist die direkte Levatorverkürzung die erste Wahl zur Korrektur einer Ptosis. Bei schlechter Levatorfunktion <4 mm sollte ein Suspensionsverfahren gewählt werden. Bei einer Levatorfunktion zwischen 4–8 mm kann ebenso noch eine Levatorresektion erfolgen, jedoch muss der Patient über die eingeschränkte Prognose und eine möglicherweise sekundäre Frontalissuspension aufgeklärt werden.

Dabei kann die Levatorstrecke über einen anterioren Zugang durch die Lidfurche oder posterior transkonjunktival erfolgen. Ab anterior ist eine Reinsertion bei dehiszenter Aponeurose möglich oder eine Vorlagerung mit Resektion der überschüssigen Aponeurose. Posterior kann eine Resektion des Müller-Muskels und auch eine Resektion der Levatoraponeurose durchgeführt werden. Die anterioren Verfahren bieten den Vorteil einer breiten Übersicht über die Aponeurose und eine effektiv dosierbare Lidhebung in Lokalanästhesie. Außerdem lässt sich eine anteriore Levator OP gut mit einer Blepharoplastik kombinieren, kommt also gerade für ältere Patienten mit begleitender Dermatochalasis in Frage. Die posterioren Verfahren haben den Vorteil der nicht von außen sichtbaren Inzision und sind daher insbesondere für junge Patienten mit moderater Ptosis und ohne Dermatochalasis geeignet. Als Standard der posterioren Ptosiskorrektur hat sich über die letzten Jahre die Müller-Muskelresektion durchgesetzt.

Wichtig ist, die posteriore Levatorchirurgie von der, immer noch in älteren Lehrbüchern beschriebenen, Operation nach Fasanella-Servat zu unterscheiden. Die Fasanella-Servat-OP reseziert den oberen Tarsusanteil, ist daher Tarsus verstümmelnd und hat ein hohes Risiko für ein sekundäres Oberlidentropium. Die Durchführung einer Fasanella-Servat-Prozedur ist daher obsolet und heutzutage ein okuloplastischer Kunstfehler.

Für alle Ptosis-Patienten mit schlechter bzw. erloschener Levatorfunktion, so auch in vielen Fällen einer kongenitalen Ptosis, muss der Umweg über den M. frontalis als Frontalissuspension gewählt werden. Hierbei wird das Oberlid mittels alloplastischen Suspensionsmaterials oder mittels autologer Faszia lata funktionell mit dem Frontalismuskel gekoppelt. In den letzten Jahren wurde auch vermehrt über

6.3 Untersuchung und Indikationsstellung

eine Frontalistransposition als Alternative zur Suspension berichtet. All diesen Methoden ist gemein, dass die Lidhebung postoperativ für den Pateinten mit der Braue durchgeführt wird. Die Frontalisnutzung ist daher für ein gutes Operationsergebnis wichtig. Insbesondere bei Kindern mit kongenitaler Ptosis fehlt jedoch bei einseitiger Ptosis der Reiz, den Frontalis zu nutzen und somit das Lid zu heben, weshalb manche Autoren eine beidseitige Frontalissuspension mit Levatordesinsertion auf der gesunden Seite propagieren. Die bewusste Desinsertion des gesunden Muskels sollte nach Ansicht der Autoren dieses Praxisbuches jedoch nur in enger Rücksprache mit den Eltern und mit Bedacht gewählt werden.

Bei Patienten mit kongenitaler Ptosis stellt sich zudem immer die Frage nach dem besten Zeitpunkt der Operation. Erstrangiges Ziel ist die Vermeidung einer Amblyopie. Daher verlangt die Untersuchung neben einer Beurteilung der Lidstellung (optische Achse frei?) und Levatorfunktion auch eine objektive Refraktion und Visusprüfung, bei Kleinkindern in Form eines Preferential-Looking-Tests. Die Erstmaßnahme ist dann neben dem Refraktionsausgleich und einer Okklusionsbehandlung die Visusverlaufsbeurteilung. Lässt sich eine normale Visusentwicklung nicht erreichen oder besteht eine deutliche Kopfzwangshaltung, sollte bereits in den ersten drei Lebensjahren eine Operation erfolgen. Gerade bei CFSEO empfiehlt sich eine frühzeitige OP noch bevor es zu einer signifikanten Fibrosierung kommt, welche einen späteren Eingriff erschwert. Bei regelrechter Visusentwicklung unter Okklusionsbehandlung ist in der Regel eine Operation vor der Einschulung im 6. Lebensjahr sinnvoll. Mildere kongenitale Ptosen mit nur geringer oder ohne funktionelle Einschränkung können auch erst im Jugendalter operiert werden, wenn eine OP in Lokalanästhesie möglich ist und hierdurch eine bessere Dosierung erzielt werden kann.

Im Falle eines Blepharophimose-Syndroms sollte zunächst die horizontale Lidspalte erweitert und der Epikanthus korrigiert werden, bevor eine Frontalissuspension zur Ptosiskorrektur durchgeführt werden kann, da es bei umgekehrter Reihenfolge durch die horizontale Spannung der Lidspaltenerweiterung zu einem erneuten Absinken des Oberlides kommen kann. Die horizontale Lidspaltenerweiterung und Epikanthuskorrektur im Form einer Doppel-Z-Plastik nach Mustardé wird daher themenüberschreitend im Ptosiskapitel unter OP-Techniken beschrieben (s. Abschn. 6.4.4).

Aktueller Hintergrund
Der Zusammenhang zwischen kongenitaler Ptosis und Refraktion bzw. der Entwicklung einer Anisometropie wird kontrovers diskutiert. Chisholm et al. konnten jedoch zeigen, dass sich die Anisometropie nicht durch eine Ptosiskorrektur verbessern lässt. Eine Anisometropie sollte daher zumindest kein alleiniger Entscheidungsgrund für eine Ptosisoperation sein (Chisholm et al. 2019).

6.4 OP-Techniken

Nachdem nun in Abschnitt 6.3 die Indikation für ein Verfahren zur Ptosis-Korrektur gestellt wurde, sollen im Folgenden die OP-Techniken erläutert werden. Zu den Eingriffen existieren im Detail viele Modifikationen, über die die weiterführende Literatur Aufschluss gibt.

6.4.1 Anteriore Levatorresektion oder -reinsertion

Die anteriore Levatorresektion ist die Standardprozedur in der Ptosischirurgie und für alle Fälle mit hinreichender Levatorfunktion geeignet. Die Durchführung sollte zur besseren Dosierbarkeit in Lokalanästhesie durchgeführt werden, um es dem Patienten während des Eingriffes zu ermöglichen, die Augen zu öffnen, und dem Chirurgen, den Hebungseffekt zu beurteilen. Eine Durchführung in Vollnarkose ist schlechter dosierbar und daher nur bei Kindern mit kongenitaler Ptosis angezeigt (Abb. 6.2).

Nach einer Lidfurcheninzision oder Exzision von Haut und Orbicularis in Form einer Blepharoplastik wird zunächst die Tarsusoberfläche dargestellt. Danach wird zur Darstellung der Levatoroberfläche das orbitale Septum eröffnet. Anschließend wird vom Tarsusoberrand nach kranial die Levatorunterseite mobilisiert. Eine Inzision der Levatorseitenhörner ist zur maximalen Mobilisierung des Muskels möglich, jedoch in der Regel nicht erforderlich. Bei einer deutlichen Dehiszenz zwi-

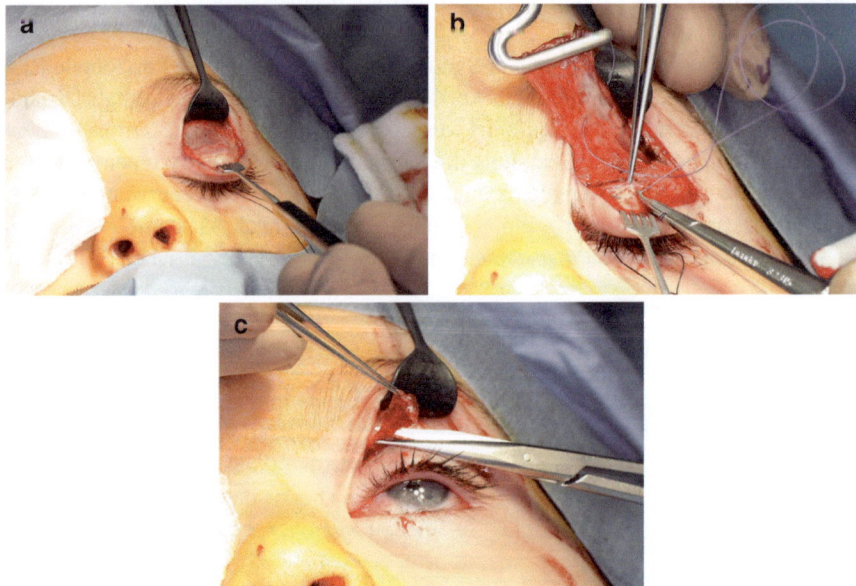

Abb. 6.2 a–c Anteriore Levatorresektion bei einem Kind. **a** Darstellung des Tarsus, **b** Vorlagerung des in einer Ptosisklemme fixierten M. levator palpebrae, **c** Resektion der überschüssigen Aponeurose (© Keserü/Dulz 2024. All rights reserved)

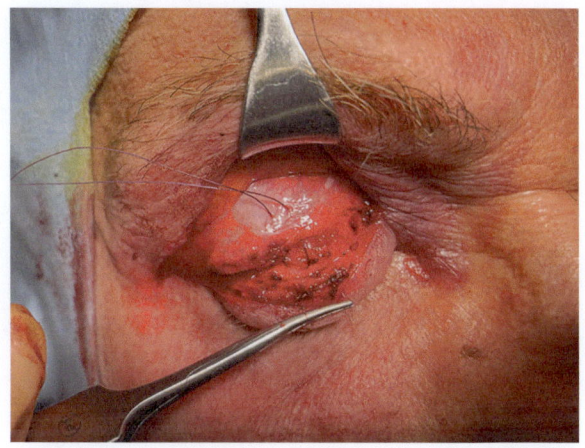

Abb. 6.3 Anteriore Levatorvorlagerung. U-Naht durch Tarsus und Levatoraponeurose vor dem Knoten. (© Keserü/Dulz 2024. All rights reserved)

schen Aponeurose und Tarsus genügt meist eine Reinsertion der Aponeurose auf dem Tarsus. Genügt dies nicht, wird die Levatoraponeurose auf dem Tarsus vorgelagert und die überschüssige Levatoraponeurose reseziert. Nach der Refixierung des Levator auf dem Tarsus wird der Patient gebeten, die Augen zu öffnen und der Hebungseffekt sowie die Lidkontur beurteilt. Bei der Verwendung von Adrenalinzusatz im Lokalanästhetikum muss beachtet werden, dass die adrenerge Wirkung auf den Müller-Muskel einen Übereffekt simuliert. Danach wird die Lidfurche einschichtig, ggf. lidfurchenbildend verschlossen (s. Abb. 6.3 und 6.4).

▶ **Praxistipp** Insbesondere für okuloplastische Einsteiger bereitet die intraoperative Darstellung des Levator häufig Schwierigkeiten. V-förmige Traktion mittels Häkchen oder Pinzette auf Lidhaut/Septum oben und Tarsus/Levator unten erleichtert dies deutlich (Abb. 6.2). Durch die Spannung wird das Septum und der Levatormuskel unter Spannung gebracht, sodass das Septum einfach eröffnet werden kann, ohne die Gefahr, den M. levator palpebrae versehentlich zu verletzen.

6.4.2 Posteriore Müller-Muskelresektion

Das Oberlid wird über einem Desmarres-Haken ektropioniert und die Bindehaut mit darunter liegendem Müller-Muskel unter Traktion vorgelagert und in einer Putterman-Klemme fixiert (Abb. 6.5). Für jeden Millimeter intendierte Lidhebung müssen 4 mm Bindehaut und Müller-Muskel reseziert werden, d. h. 2 mm der doppelt in der Klemme gefassten Bindehaut- und Müller-Muskelstrecke. Die gewünschte Resektionsstrecke wird markiert und in den Klemme fixiert. Hierbei werden 2 mm Abstand zum Tarsusoberrand belassen. Der Tarsus bleibt unberührt. Anschließend wird eine fortlaufende Matratzennaht entlang der Klemme vorgelegt und danach der Müller-Muskel mitsamt Konjunktiva reseziert.

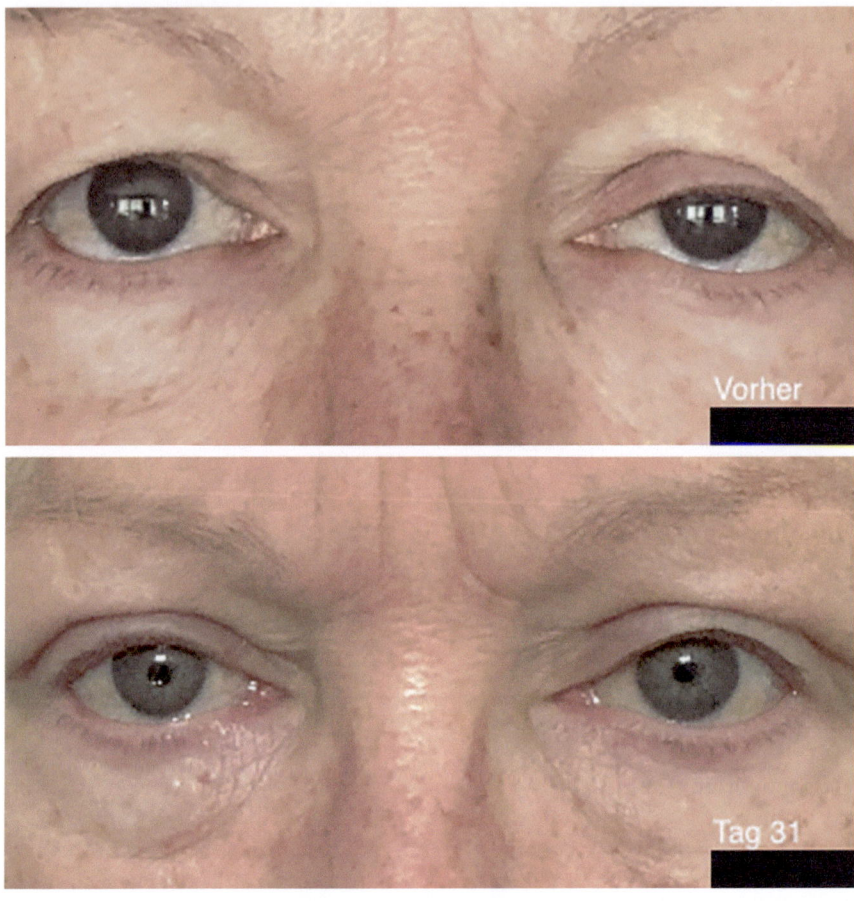

Abb. 6.4 Ptosis vor und Befund 1 Monat nach anteriorer Levatorresektion. (© Keserü/Dulz 2024. All rights reserved)

6.4.3 Frontalissuspension

Die Frontalissuspension kann auf verschiedene Weisen und mit verschiedenen Suspensionsmaterialien erfolgen. Am etabliertesten ist die Suspension mittels autologer Faszia lata, wobei die Ressourcen zur Entnahme von Faszia lata nicht in jeder ophthalmochirurgischen Praxis vorhanden sind. Als alloplastisches Suspensionsmaterial eigenen sich Silikonbänder oder ein geflochtener 0-Polyesterfaden. Auch die Führung der Suspension zwischen Lid und Braue kann auf verschiedene Arten erfolgen. Die zwei gebräuchlichsten sind die pentagonale Frontalissuspension nach Fox und das doppelte Dreieck nach Crawford (Abb. 6.6). Im Folgenden werden beispielhaft die Schritte einer pentagonalen Frontalissuspension nach Fox mittels Mersilene-Faden beschrieben.

6.4 OP-Techniken

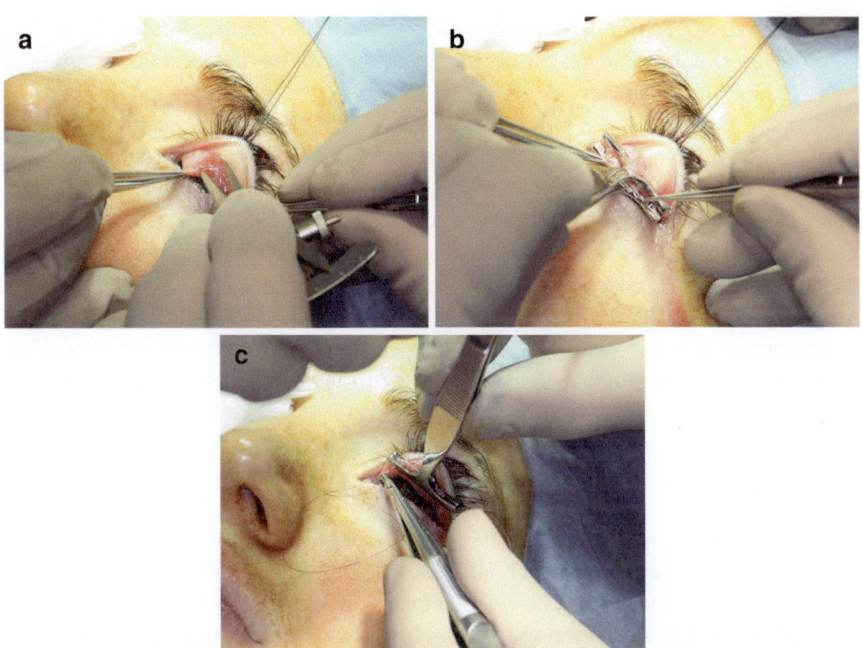

Abb. 6.5 (**a–c**) Posteriore Müller-Muskelresektion. **a** Ausmessen der beabsichtigten Resektionsstrecke, **b** Fixieren von Bindehaut und Müller-Muskel in einer Putterman-Klemme, **c** Matratzennaht vor der Resektion. (© Keserü/Dulz 2024. All rights reserved)

Abb. 6.6 Frontalissuspension mit Faszia lata. Die *unterbrochene Linie* verdeutlicht die Lage der Suspension (Fox-Pentagon). (© Keserü/Dulz 2024. All rights reserved)

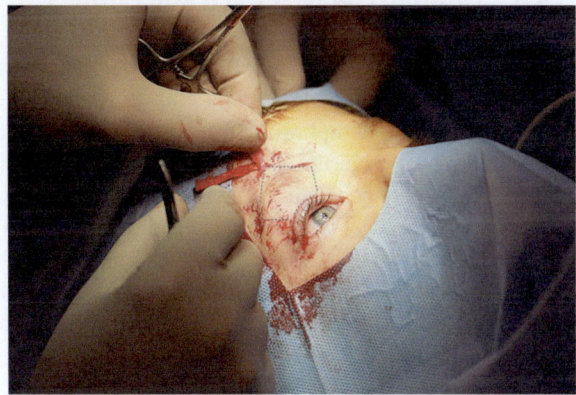

▶ **Praxistipp** Es sind Suspensionsmittel im Handel verfügbar, die bereits mit Armierung versehen sind und ohne Lidfurcheneröffnung minimalinvasiv implantiert werden können. Bei einer Nutzung dieser muss jedoch dringend beachtet werden, nicht das Oberlid zu perforieren und versehentlich Kontakt zwischen Suspensionsmaterial und Fornix zu schaffen, da dies nicht nur Hornhautprobleme verursachen, sondern auch zu einer chronischen Implantatinfektion führen kann (s. Abschn. 6.5). Ein aseptisches Bad des Suspensionsmaterials vor der Implantation ist in jedem Fall ratsam.

Nach Markierung der Lidfurche und der drei Stichinzisionen oberhalb der Braue wird der OP-Bereich mit Lokalanästhetikum infiltriert. Über eine Lidfurcheninzision wird der Tarsus dargestellt und die Suspension auf dem Tarsus fixiert. Danach wird die Suspension über die Stichinzisionen oberhalb der Braue pentagonal in die Stirn geführt. Hierfür eignen sich Moskitoklemmen. Anschließend wird die Suspension an der Pentagonspitze unter Kontrolle der Lidstellung- und -kontur gespannt und fixiert. Die Fixation erfolgt je nach Suspensionsmaterial bei Faszia lata oder Polyesterfäden durch Knoten der Suspension, bei Silikonbändern mit einer Silikonmanschette. Bei Durchführung der OP in Narkose sollte die Oberlidkante mit gespannter Suspension auf Höhe des Pupillenoberrandes stehen. Hiernach werden die Stichinzisionen und die Lidfurche einschichtig verschlossen.

▶ **Praxistipp** Der Vorteil einer Silikonsuspension besteht in der erleichterten Dosierung durch Fixation an der Pentagonspitze mit einer Silikonmanschette, welche relativ einfach gespannt und wieder gelöst werden kann. Auch eine spätere Revision im Verlauf ist durch die geringere Gewebeintegration leichter als bei Verwendung von Faszia lata oder Polyester.

6.4.4 Doppel-Z-Plastik nach Mustardé

Die mediale Kanthoplastik in Form einer Doppel-Z-Plastik nach Mustardé dient der horizontalen Lidspaltenerweiterung und der Korrektur des Epikanthus inversus bei Patienten mit Blepharophimose-Ptosis-Epikanthus-inversus-Syndrom. Im Grunde handelt es sich hierbei um eine kombinierte zentrale V-Y-Plastik und Plikatur des medialen Lidbändchens zur horizontalen Verlagerung des Kanthus nach medial in Kombination mit zwei gegenüberliegenden Z-Plastiken zur Epikanthuskorrektur.

Entscheidend ist das exakte Ausmessen und Anzeichnen des sog. Jumping Man (Abb. 6.7), wobei sowohl die Strecken, als auch die Winkel entscheidend sind, um die regelrechte Verschiebung der Läppchen gegeneinander zu ermöglich.

Nach Markierung und Hautinzision werden die Läppchen mobilisiert und das mediale Lidbändchen dargestellt. Das häufig hypertrophe subkutane Fettgewebe kann reduziert werden. Das mediale Lidbändchen wird durchtrennt, gekürzt und refixiert. Anschießend können beide Z-Plastiken verschoben und vernäht werden.

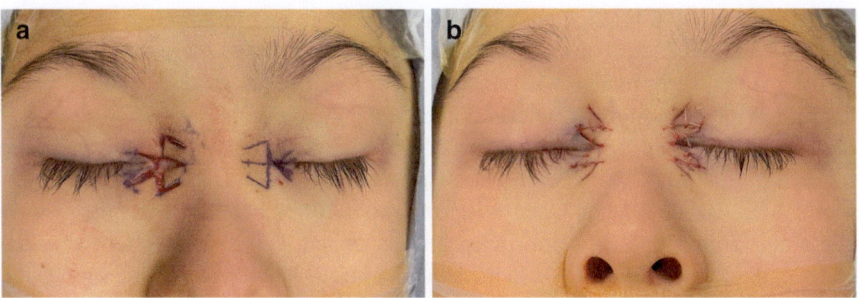

Abb. 6.7 a, b Doppel-Z-Plastik nach Mustardé. **a** Angezeichnete und einseitig schon mobilisierte Z-Plastik (Jumping Man). **b** Endresultat nach Plikatur des Lidbändchens, gegenseitiger Verschiebung und Nahtfixation. (© Keserü/Dulz 2024. All rights reserved)

6.5 Nachsorge und Komplikationsmanagement

In erster Linie sollte wie nach allen lidchirurgischen Eingriffen zur Minimierung von Schwellung und Hämatomen postoperativ gekühlt werden. Neben der üblichen Schwellung und Hämatombildung nach einer Lidoperation liegt das größte Risiko einer Ptosiskorrektur und auch das Hauptaugenmerk der postoperativen Nachsorge in einem insuffizienten Lidschluss und postoperativen Befeuchtungsstörungen. Jegliche Form der Ptosiskorrektur führt zumindest temporär zu einer Beeinträchtigung des Lidschlages und auch bei vollständigem, forciertem Lidschluss ist der unwillkürliche Lidschlag in der frühen postoperativen Phase regelhaft reduziert und bedarf einer Oberflächenpflege, z. B. mit Hyaluronsäure- oder Dexpanthenol-Augentropfen. Die gewünschte Vergrößerung der Lidspalte führt auch zu einer Vergrößerung der Verdunstungsoberfläche des Tränenfilms und somit zu einer gesteigerten Tränenevaporation. Gerade Patienten mit ohnehin trockenen Augen oder mit schlechtem Bell sollten schon präoperativ auf dieses Risiko und die Notwendigkeit einer postoperativen Oberflächenpflege hingewiesen werden. Bei Kindern mit kongenitaler Ptosis und nach Frontalissuspension ist ein Lidschlussdefizit postoperativ noch häufiger, kann jedoch gerade bei Kindern toleriert werden und bereitet häufig wenig Beschwerden. Trophische Hornhautprobleme bis hin zu Ulzera sind nach Ptosiseingriffen glücklicherweise selten. Besondere Vorsicht sollte jedoch bei Diabetikern, Parkinson-Patienten, Patienten mit Myopathien oder bei Okulomotriusparesen gelten, bei denen neben der gestörten Lidhebung auch der Lidschlag und der Bell reduziert sind oder bereits eine gestörte Hornhauttrophik vorliegt. Allgemein empfiehlt sich eine konsequente Oberflächenbefeuchtung postoperativ mit z. B. Dexpanthenol AT 4- bis 8-mal tägl. und Vitamin-A-Augensalbe zur Nacht.

Jeder Patient sollte auf eine mögliche, verstärkte Augentrockenheit hingewiesen werden, insbesondere wenn bereits vor einer Ptosiskorrektur signifikante Trockenheitsbeschwerden bekannt sind.

Jede Ptosis-OP führt zu einem Lid-Lag im Abblick, was in der Regel keine Probleme bereitet, jedoch ab und zu von Patienten, gerade nach einseitiger OP, als kosmetisch störend empfunden wird. Insbesondere kosmetisch anspruchsvolle Patienten sollten hierauf schon im Vorfeld hingewiesen werden.

Asymmetrien der Lidstellung oder Lidkontur sind möglich, jedoch meist gering und bedürfen daher keiner spezifischen Therapie. Gleiches gilt für Über- und Unterkorrekturen. Bei deutlichen Über- oder Unterkorrekturen bereits direkt postoperativ sollte eine frühzeitige Revision innerhalb der ersten 7 Tage in Betracht gezogen werden, da sich das OP-Feld dann meist noch ohne Skalpell wiedereröffnen und die Levatornaht mit geringem OP-Trauma revidieren lässt.

Ein wichtiges Phänomen insbesondere nach einseitiger Ptosis-OP ist das sog. Hering-Gesetz. Korrigiert man einseitig eine Ptosis, führt das durch die Erweiterung der Lidspalte zu einem verringerten Lidöffnungsstimulus und somit zu einem geringeren Neurotonus beidseits. Dies kann wiederum eine signifikante Lidsenkung auf der Gegenseite bewirken. Sollte es nach einseitiger Ptosiskorrektur zu einer deutlichen Absenkung der Gegenseite kommen, empfiehlt sich auch eine Operation des zweiten Auges. Das Hering-Phänomen lässt sich bereits präoperativ prüfen und das Risiko einer zunehmenden Ptosis auf dem Partnerauge nach einseitiger OP so abschätzen. Eine präoperative Aufklärung über ein mögliches Absinken des nicht operierten Auges ist vor einseitigen Ptosis-OP obligat.

Gerade Patienten mit Ptosis aufgrund einer Okulomotoriusparese werden nicht selten durch die okkludierende Ptosis vor Doppelbildern geschützt. Nach einer Ptosiskorrektur können dann vermehrt Doppelbilder auftreten, welche evtl. weiterer therapeutischer Maßnahmen bedürfen (Abb. 6.8).

Kommt es bei einer Frontalissuspension zum Einsatz von alloplastischem Suspensionsmaterial, besteht, auch Jahre nach dem Eingriff, das Risiko einer mechanischen Durchwanderung und chronischen Materialinfektion. Das Risiko hierfür ist gering, sollte jedoch bei Patienten bedacht werden, die chronische Entzündungen und Schwellungen der Lider entwickeln, auch wenn die Frontalissuspension evtl. schon Jahre zurückliegt. Im Falle einer chronischen Materialinfektion muss dieses trotz Verlusts der Ptosiskorrektur chirurgisch komplett entfernt werden. Sekundäre Frontalissuspensionen sollten dann mit Faszia lata durchgeführt werden.

Abb. 6.8 Durchwandertes Suspensionsmaterial über der zentralen Braue. Befund vor Entfernung der Suspension. (© Keserü/Dulz 2024. All rights reserved)

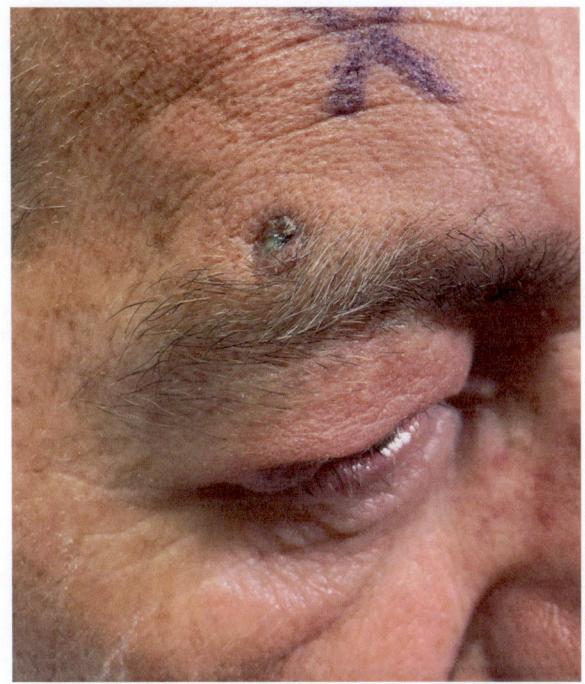

Literatur (zitiert & weiterführend)

Literaturquellen

Assaf AA (2011) Congenital innervation dysgenesis syndrome (CID)/congenital cranial dysinnervation disorders (CCDDs). Eye

Chisholm SA et al (2019) Surgical timing for congenital ptosis should not be determined solely by the presence of anisometropia. Ophthalmic. Plast Reconstr Surg

Weiterführende Literatur

Altieri M et al (2005) Ptosis secondary to anterior segment surgery and its repair in a two-year follow-up study. Ophthalmologica

Bacharach J et al (2021) A review of acquired blepharoptosis: prevalence, diagnosis and current treatment options. Eye

Chen L et al (2023) Surgical interventions for congenital ptosis: a systematic review and meta-analysis of 14 randomized controlled trials. Aesthetic Plast Surg

Dawagnanam I et al (2013) Adult horner's syndrome: a combined clinical, pharmacological and imaging algorithm. Eye

Ediriwickrema LS et al (2019) Single suture mueller muscle conjunctival resection (ssMMCR): a modified technique for ptosis repair. Ophthalmoc Plast Recontr Surg

Hübner H (2012) Kongenitale Ptosis. Klin Monatsbl Augenheilkd 229:16–20

Kubis KC et al (2000) The ice test versus the rest test in myasthenia gravis. Ophthalmology

Mejecase C et al (2021) The genetic and clinical features of FOXL2-related blepharophimosis, ptosis and epicanthus inversus syndrome. Genes

Mughal M, Longmuir R (2009) Current pharmacologic testing for Horner syndrome. Curr Neurol Neurosci Rep

Naruo-Tsuchisaka A et al (2015) Incidence of postoperative ptosis following trabeculectomy with mitomycin C. J Glaucoma

Nitzan I et al (2023) Blepharoptosis and cognitive performance: a population-based study of 1.4 million adolescents. Eur J Pediatr

Sabbagh MA, De Lott LB, Trobe JD (2020) Causes of Horner syndrome: a study of 318 patients. J Neuroophthalmol

Lagophthalmus 7

Lagophthalmus beschreibt einen unvollständigen oder anormalen Lidschluss. Die Hauptursache ist ein Fazialisparese. Die Aufrechterhaltung eines stabilen Tränenfilms und einer gesunden Augenoberfläche erfordert einen vollständigen Lidschluss und einen normalen Blinzelreflex. Ist dies nicht gegeben, liegt die Hornhaut frei und der Tränenfilm evaporiert. Dies kann zu Augentrockenheit, -rötung, -reizung, übermäßigem Tränenfluss, einem Fremdkörpergefühl im Auge oder einer Expositionskeratopathie führen und letztendlich in einer Perforation der Hornhaut resultieren. Das frühzeitige Erkennen eines Lagophthalmus ist daher essenziell für die Einleitung einer Therapie und die Vermeidung einer chronischen Schädigung der Hornhaut.

7.1 Funktionelle Anatomie und Pathogenese

Das Verständnis der Ätiologie des Lagophthalmus ist eine Kenntnis der daran beteiligten Strukturen und ihrer Pathophysiologie erforderlich.

Der siebte Hirnnerv, der N. facialis, innerviert sowohl den M. frontalis und den M. orbicularis oculi. Ersterer ist für das Anheben der Augenbraue erforderlich, letzterer für das Schließen der Augenlider. Kommt es zu einem Funktionsverlust des N. facialis, resultiert eine Schwächung des M. orbicularis oculi und eine Hemmung von Lidschluss, Blinzelreflex und Tränenpumpmechanismus. Aufgrund der Gegenkraft des normal funktionierenden M. levator palpebrae superioris und der Schwerkraft des Unterlids ist der Schutz der Hornhaut zusätzlich beeinträchtigt. Auch ohne bekannte Fazialisparese kann eine idiopathische Schwäche des M. orbicularis oculi beispielsweise nach mehrfachen Augenlidoperationen auftreten.

Ein Funktionsverlust des N. facialis kann verschiedene Ursachen haben. Diese umfassen Infektionen, Traumata, Neoplasien, Stoffwechselstörungen, Autoimmunerkrankungen sowie neurologische, iatrogene und kongenitale Ursachen. Bei

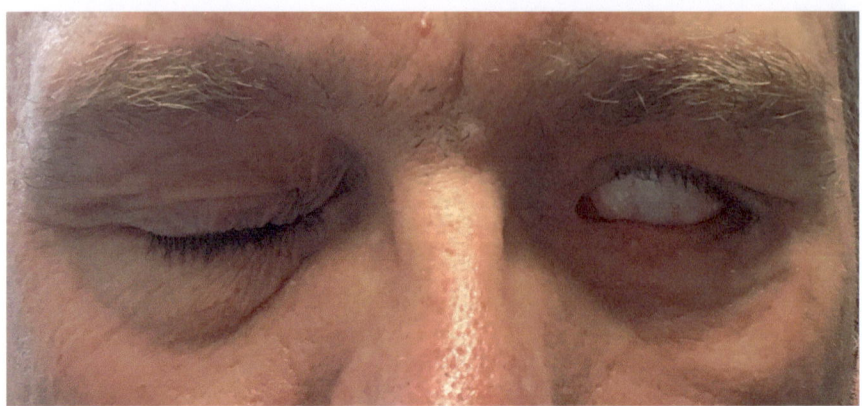

Abb. 7.1 Lagophthalmus bei Fazialisparese. Deutliches Lidschlussdefizit. (© Keserü/Dulz 2024. All rights reserved)

stumpfen Traumata oder Verletzungen des Schädelbeins oder Schläfenbeins sowie in Folge von chirurgischen Eingriffen kann der N. facialis entlang seines Verlaufs beschädigt werden. Typische Ursachen einer Fazialisparese sind beispielsweise eine iatrogene Schädigung nach radikaler Resektion von Karzinomen der Glandula parotis oder eine mechanische Beeinträchtigung des N. facialis durch ein Akustikusneurinom. Zu den Infektionen, die eine Fazialisparese verursachen können, zählen virale Infektionen (Herpes simplex, Herpes zoster, Mumpsvirus, Poliovirus, Influenzavirus, immunkompromittierende Viren wie HIV), bakterielle Infektionen (Borreliose, Tuberkulose, Botulismus, Lepra), Pilzinfektionen und Infektionen des Mittelohrs (Otitis media) (Abb. 7.1).

Bei der Bell-Parese, einer häufigen Ursache für Lagophthalmus, handelt es sich um eine idiopathische Lähmung des N. facialis mit unklarer Ätiologie. Neoplasien, die mit einem Lagophthalmus assoziiert wurden, umfassen Parotisläsionen, Akustikusneurinome, Tumore des N. facialis, Sarkome, Schwannome, Meningeome, Teratome und Cholesteatome. Auch Vergiftungen, beispielsweise durch einen exzessiven Alkoholkonsum, Thalidomid oder Arsen, können ursächlich für eine Fazialisparese sein.

Ein Lagophthalmus kann auch kongenital bedingt sein und wurde bei Patienten mit dem Möbius-Syndrom, dem Goldenhaar-Syndrom und Ichthyose beschrieben. Iatrogene Beeinträchtigungen des N. facialis können aus Eingriffen an der Parotis, dem Mastoid, den Augenlidern und dem Zahnapparat resultieren. Zudem kann es aufgrund von mikroangiopathschen Durchblutungsstörungen des N. facialis zu einer Fazialisparese kommen. Seltene Ursachen einer Fazialisparese sind eine Amyloidose, das Guillain-Barre-Syndrom, eine multiple Sklerose oder eine Arteriitis temporalis.

Neben dem N. facialis kann es auch an den Augenlidern selbst zu pathophysiologischen Veränderungen kommen, die den Lidschluss behindern. Die oberen und unteren Augenlider bestehen aus verschiedenen Schichten, die sich in Haut und Unterhautgewebe, M. orbicularis oculi, Septum orbitale, Orbitafett, Retraktionsmuskeln, Tarsus und Bindehaut gliedern. Jede Vernarbung oder Degeneration innerhalb dieser Schichten kann den Lidschluss beeinträchtigen. Vernarbungen resultieren beispielsweise aus Verbrennungen oder mechanischen Traumata. Im Rahmen von Eingriffen an den Augenlidern, beispielsweise bei Tumorresektionen oder einer Ptosiskorrektur, kann es durch übermäßige Entfernung von Lidhaut oder Muskelgewebe ebenso zu einem Lagophthalmus kommen. Auch eine Proptosis, z.B. bei endokriner Orbitopathie, kann den Lidschluss funktionell behindern.

7.2 Differenzialdiagnosen

Ein Lagophthalmus läßt sich pathogenetisch wie bereits oben beschrieben in einen paralytischen und einen restriktiven und Lagophthalmus kategorisieren.

Der paralytische Lagophthalmus resultiert aus einer Fazialisparese und der Schwächung des M. orbicularis oculi. Der restriktive Lagophthalmus wird durch Vernarbung oder pathologische Veränderungen der Schichten des Augenlids infolge eines Traumas, einer überkorrigierten Blepharoplastik oder einer Infektion hervorgerufen. Auch chronische Hauterkrankungen, wie beispielsweise Xeroderma pigmentosum, können einen restriktiven Lagophthalmus verursachen.

Eine Sonderform, der nächtliche Lagophthalmus, tritt ausschließlich während des Schlafs auf und ist daher schwierig zu diagnostizieren, da der Lidschluss tagsüber normal ist. Der unvollständige Lidschluss resultiert in einer nächtlichen Exposition der Hornhaut und Augentrockenheit am Morgen. Auch Schlafstörungen und nächtliches Erwachen mit schmerzenden Augen können hierdurch verursacht sein.

7.3 Untersuchung und Indikationsstellung

Die Anamnese beinhaltet das Abfragen einer persönlichen Historie und/oder Familiengeschichte von Erkrankungen, die einen Lagophthalmus hervorrufen können wie operative Eingriffe am Auge in der Vergangenheit, Bestrahlungen, eine Fehlstellung der Augenlider, Augeninfektionen, Neoplasien und kardiovaskuläre Erkrankungen mit Ischämie. Häufig beschriebene Symptome eines Lagophthalmus umfassen Augentrockenheit, ein Fremdkörpergefühl im Auge, brennende oder tränende Augen oder ein sichtbares Bell-Phänomen (palpebraler okulogyrischer Reflex, Verdrehung des Augapfels beim Lidschluss nach oben oder zur Seite).

Die klinische Untersuchung umfasst zunächst die Überprüfung von äußeren Anzeichen für einen Lagophthalmus wie den unvollständigen Lidschluss und einen Exophthalmus. Ein Lagophthalmus beginnt oft mit leichten, punktförmigen Epithelerosionen und zeigt sich im fortgeschrittenen Stadium mit Hornhautabschürfungen, Hornhautperforationen und Geschwüren. Der Grad des Lagophthalmus wird bestimmt, indem der Patient die Augen schließt und der Abstand zwischen Unterlid und Oberlid gemessen wird. Zusätzlich kann die Rand-Reflex-Distanz, also der Abstand zwischen dem Lichtreflex und dem Augenlidrand, gemessen werden, da diese Hinweise auf Ptosis und eine abnormale Lidanatomie geben kann. Der Schweregrad kann stark variieren und zeigt eine Spannweite zwischen minimalem Lidschlußdefizit und völliger Unbeweglichkeit des Oberlids.

Die Funktion des N. facialis wird überprüft, indem die gesamte mimische Muskulatur getestet wird. Hierfür wird der Patient gebeten, die Backen aufzupusten, die Stirn zu runzeln und die Augen zuzukneifen. Außerdem wird der Patient gebeten, die Augen leicht und spontan zu schließen. Beim Anheben der Augenbrauen wird dann das Ausmaß des Lagothalmus beurteilt und am besten quantitativ vermessen. Spontanes Blinzeln spricht gegen eine Fazialisparese. Die Bindehaut wird auf Injektion oder Chemosis untersucht und die Empfindlichkeit der Hornhaut getestet, um eine herpetische Beteiligung bei Keratitis auszuschließen. Defekte des Epithels, insbesondere im Bereich des unvollständigen Lidschlusses, können anhand einer Fluoreszeinfärbung dargestellt werden.

Zur Klassifikation einer Fazialisparese kann die Facial-Nerve-Grading-Skala oder House-Brackmann-Skala herangezogen werden, die eine Einteilung in einen Grad zwischen I und VI vorsieht, wobei sich anhand der Funktionalität von verschiedenen Gesichtsbewegungen ein Score zwischen 0 und 8 ableitet und ein entsprechender Grad zugewiesen wird. Grad I entspricht einer normalen Funktion, Grad VI einer vollkommenen Einschränkung aller Gesichtsbewegungen. Alternativ kann die Sunnybrook-Facial-Grading-Skala zum Einsatz kommen, durch die die Gesichtssymmetrie und Synkinesen durch Vergleich beider Gesichtshälften evaluiert wird. Ähnlich wird auch eine Expositionskerathopathie beurteilt, wobei Grade von I–VI anhand der Auffälligkeiten an der Hornhaut vergeben werden.

Relevant für die Therapiewahl ist auch die Beurteilung der Lebensqualität des Patienten und deren Beeinträchtigung durch den unvollständigen Lidschluss. Hierfür stehen spezifische Instrumente wie das Facial Clinimetric Evaluation QoL-Tool, anhand dessen ein Zusammenhang zwischen der Beeinträchtigung der Gesichts- und Augenbewegung und der sozialen Funktion hergestellt werden kann.

Weitere Untersuchungen hängen von der vermuteten Ursache des Lagophthalmus ab. So können beispielsweise Laboruntersuchungen bei Verdacht auf eine Stoffwechsel- oder Schilddrüsenerkrankung erforderlich sein oder bildgebende Verfahren zum Ausschluss einer Neoplasie. Eine Computertomografie oder Magnetresonanztomografie kann Aufschluss über mögliche Blutungen, Ischämien oder neurologische Erkrankungen geben.

7.4 OP-Techniken

Der Goldstandard der chirurgischen Therapie eines Lagophthalmus ist die Implantation von Gold- oder Platingewichten das Oberlid, um dieses schwerkraftabhängig zu schließen. Dies kann im unteren oder oberen Bereich des Oberlids erfolgen, wobei die höhere Insertion mit besseren ästhetischen und funktionalen Ergebnissen assoziiert ist. Traditionell wurde Gold als inertes Metall verwendet, jedoch bietet Platin gegenüber Gold den Vorteil, dass aufgrund seiner höheren Dichte ein flacheres Gewicht implantiert werden kann, das mit einer geringeren Extrusions- und Entzündungsrate assoziiert ist. Die präoperative Bestimmung des erforderlichen Gewichts erfolgt durch Aufkleben eines Probegewichtes und Beobachtung des Lidschlusses, der im Idealfall vollständig möglich sein sollte ohne eine zu deutliche Ptosis zu provozieren. Auch muss die Lidöffnung leicht möglich sein. Nach einer Lidfurcheninzision und Präparation einer Tasche zwischen Orbicularis und Tarsus wird das Gewicht auf der Tarsusoberfläche mit mehreren Nähten fixiert (Abb. 7.2 und 7.3).

Komplikationen, die mit diesem Eingriff assoziiert sind, umfassen Kapselbildung, Entzündungsreaktionen, Sichtbarkeit des Gewichts durch die Lidhaut, Migration des Gewichts im Augenlid und eine Extrusion des Gewichts (Abb. 7.4).

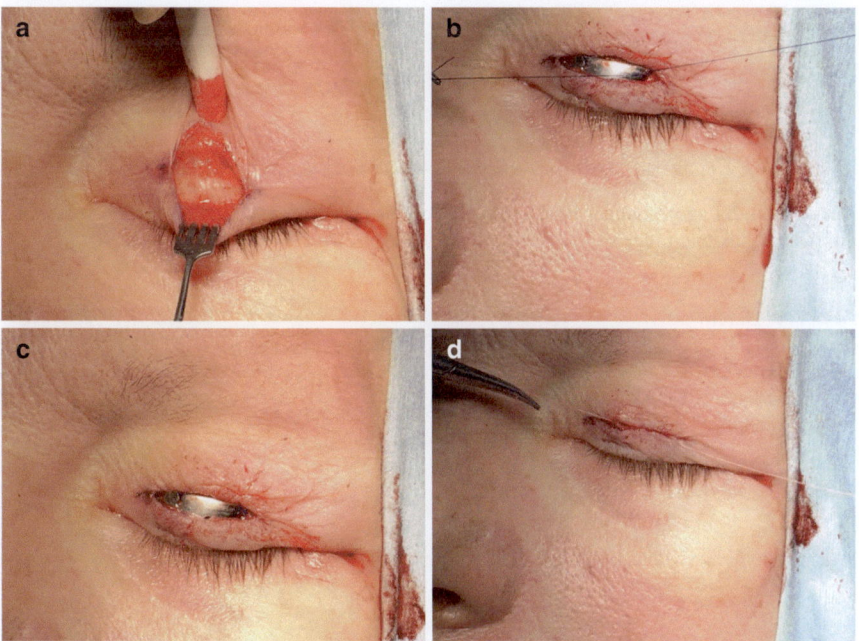

Abb. 7.2 a–d Lidgewichtsimplantation. **a** Darstellung der Tarsusoberfläche, **b** Nahtfixation des Lidgewichtes auf dem Tarsus, **c** fixiertes Lidgewicht, **d** Orbicularisnaht über dem Gewichtsimplantat. (© Keserü/Dulz 2024. All rights reserved)

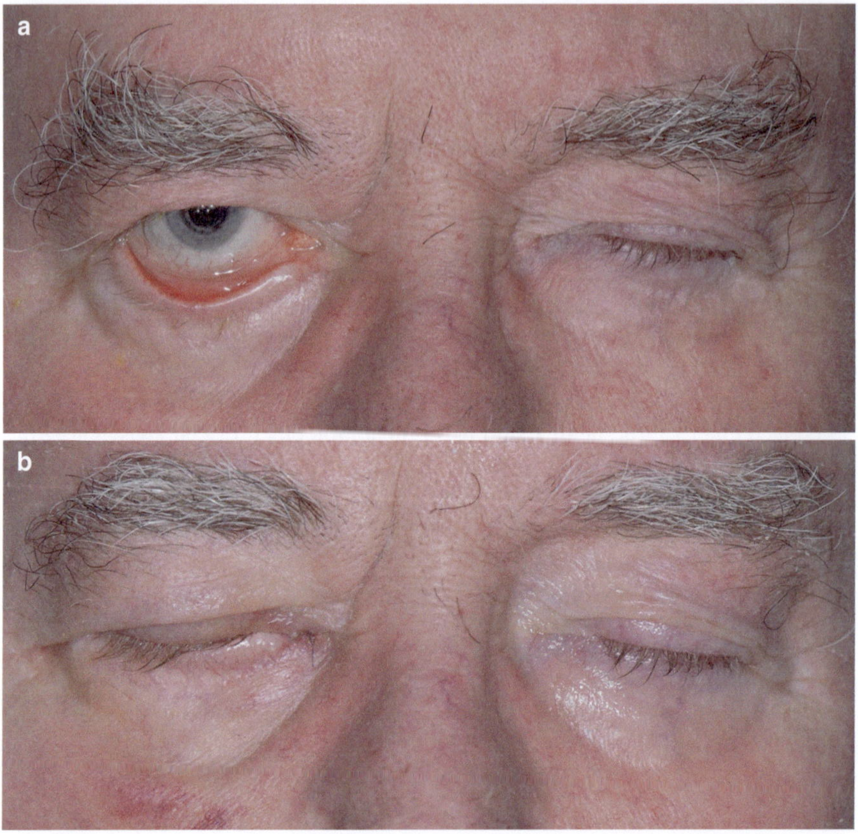

Abb. 7.3 **a**, **b** Lagophthalmus bei Fazialisparese. Lidschluss **a** vor Operation, **b** nach kombinierter Zügelplastik und Lidgewichtsimplantation. (© Keserü/Dulz 2024. All rights reserved)

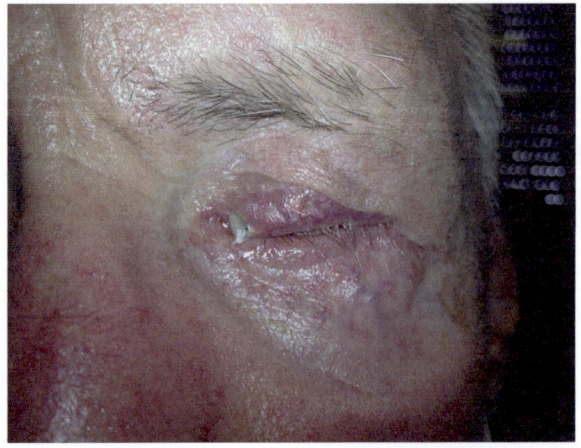

Abb. 7.4 Durchwanderung eines Oberlidgewichtes. (© Keserü/Dulz 2024. All rights reserved)

Eine vorübergehende oder permanente Tarsorrhaphie kann lateral oder parazentral bei freiliegender Hornhaut aufgrund von Lagophthalmus sinnvoll sein. Eine vorübergehende Tarsorrhaphie ist unter Lokalanästhesie einfach ambulant durchführbar und bietet sich für Patienten mit freiliegender Hornhaut an, für die eine kurze Heilungszeit von einigen Wochen zu erwarten ist. Hierbei werden die Augenoberfläche und die Hornhaut geschützt, indem Teil die Augenlider verschlossen werden. Mit der Tarsorrhaphie assoziierte Komplikationen umfassen Narbenbildung, eine unzureichende Kosmese und Trichiasis. Bei der permanenten Tarsorrhaphie werden Ober- und Unterlid lamellär gespalten. Es folgt ein Débridement des Lidrandepithels der hinteren Lamelle, die Lidhaut wird verschlossen und die vordere Lamelle vernäht. Permanente Tarsorrhaphien können kosmetisch unansehnlich sein und kommen daher nur im Ausnahmefall zum Einsatz.

Bei Vorliegen einer Oberlidretraktion kann eine chirurgische Rezession des Levator oder bei vertikalem Hautdefizit eine Vollhauttransplantationen indiziert sein. Bei gleichzeitigem Ektropium des Unterlids kann eine horizontale Lidstraffung durch eine laterale Zügelplastikzu einer Hebung des Unterlids beitragen und den Lidschluss verbessern. Die kombinierte Hebung des Mittelgesichts durch ein SOOF-Lift kann die Unterlidretraktion zusätzlich positiv beeinflussen (s. Abschn. 5.4), insbesondere da durch die Mittelgesichtsabsenkung bei Fazialisparese zusätzliche vertikale Traktion auf das Unterlid den Lidschluß verschlechtert.

7.5 Nachsorge und Komplikationsmanagement

Die chirurgische Behandlung des Lagophthalmus erfordert eine engmaschige und regelmäßige Nachsorge und Evaluation der Lebensqualität. Mögliche Komplikationen umfassen Augentrockenheit, Epitheldefekte, Tränenfluss, Hornhautvernarbung, Hornhautperforation, Dehiszenz der Tarsorrhaphiewunde, Keratopathie, Infektionen und Entzündungsreaktionen, Abstoßungsreaktionen von Transplantaten und Geschwüre. Eine intensive Benetzung und Pflege der Augenoberfläche ist bei allen Lagophthalmus-Patienten, auch nach einer chirurgischen Korrektur, obligat. Generell sollten Patienten vor einem Eingriff darüber aufgeklärt werden, daß jede Lagophthalmus-Korrektur nicht das Ziel hat, auf die täglichen Tränenersatzmittel verzichten zu können, sondern lediglich die Frequenz der Applikation zu verringern oder um Uhrglasverbände zu vermeiden. Auch sollte bereits präoperativ besprochen werden, daß ein Lidgewicht nur in aufrechter Position, das heisst im Stehen oder Sitzen, seine Funktion erfüllen kann. Während des Schlafs kann es daher notwendig sein, auch nach einer Lidgewichts-Implantation Uhrglasverbände über Nacht zu tragen. Kommt es trotz einer Lidgewichtsimplantation oder zusätzlichen Maßnahmen dennoch zu progredienten Korneale Problemen, muss eine Tarsorrhaphie überdacht werden.

Literatur (zitiert & weiterführend)

Weiterführende Literatur

Bergeron CM, Moe KS (2008) The evaluation and treatment of upper eyelid paralysis. Facial Plast Surg 24(2):220–230. https://doi.org/10.1055/s-2008-1075838

Bladen JC, Norris JH, Malhotra R (2012) Cosmetic comparison of gold weight and platinum chain insertion in primary upper eyelid loading for lagophthalmos. Ophthalmic Plast Reconstr Surg 28(3):171–175

Cerejeira A, Pinho A, Brinca A, Vieira R (2023) Surgical correction of a cicatricial lagophthalmos. J Cutan Aesthet Surg 16(4):346–348. https://doi.org/10.4103/jcas.Jcas_28_22

Chang HS, Lee D, Taban M, Douglas RS, Goldberg RA (2011) "En-glove" lysis of lower eyelid retractors with AlloDerm and dermis-fat grafts in lower eyelid retraction surgery. Ophthalmic Plast Reconstr Surg 27(2):137–141. https://doi.org/10.1097/IOP.0b013e3181c53d38

Chung CM, Tak SW, Lim H, Cho SH, Lee JW (2020) Early cicatricial lagophthalmos release with pentagonal wedge resection of the scar, fat redistribution, and full-thickness skin grafting. Arch Craniofac Surg 21(1):49–52. https://doi.org/10.7181/acfs.2019.00584

Friedhofer H, Coltro PS, Vassiliadis AH et al (2013) Alternative surgical treatment of paralytic lagophthalmos using autogenic cartilage grafts and canthopexy. Ann Plast Surg 71(2):135–139. https://doi.org/10.1097/SAP.0b013e318248b87c

Kim IA, Wu TJ, Byrne PJ (2018) Paralytic lagophthalmos: comprehensive approach to management. Curr Otorhinolaryngol Rep 6(4):311–317. https://doi.org/10.1007/s40136-018-0219-z

MacIntosh PW, Fay AM (2019) Update on the ophthalmic management of facial paralysis. Surv Ophthalmol 64(1):79–89. https://doi.org/10.1016/j.survophthal.2018.06.001

Manodh P, Devadoss P, Kumar N (2011) Gold weight implantation as a treatment measure for correction of paralytic lagophthalmos. Indian J Dent Res 22(1):181. https://doi.org/10.4103/0970-9290.80002

Mendelson BC, Luo D (2015) Secondary upper lid blepharoplasty: a clinical series using the tarsal fixation technique. Plast Reconstr Surg 135(3):508e–516e. https://doi.org/10.1097/prs.0000000000001042

Oh TS, Min K, Song SY, Choi JW, Koh KS (2018) Upper eyelid platinum weight placement for the treatment of paralytic lagophthalmos: a new plane between the inner septum and the levator aponeurosis. Arch Plast Surg 45(03):222–228. https://doi.org/10.5999/aps.2017.01599

Pereira MV, Glória AL (2010) Lagophthalmos. Semin Ophthalmol 25(3):72–78. https://doi.org/10.3109/08820538.2010.488578

Lidretraktion

8.1 Funktionelle Anatomie und Pathogenese

Bei der Lidretraktion handelt es sich um ein zurückbleibendes, zu kurzes Augenlid, das zu einer überweiten Lidspalte und einem unvollständigen Lidschluss (Lagophthalmus) führt. Ein Verständnis der anatomischen Strukturen der Augenlider ist für die Beurteilung und Therapie der Lidretraktion erforderlich (Abb. 8.1).

Die Augenlider bestehen aus einer vorderen und einer hinteren Lamelle. Die vordere Lamelle setzt sich aus der Haut und dem M. orbicularis zusammen, während die hintere Lamelle den Tarsus und die Bindehaut (Konjunktiva) umfasst. Die Tarsalplatte besteht aus faserigem Bindegewebe und fibroblastenreichem Knorpelgewebe mit extrazellulärer Matrix. Die Hauptaufgabe der Konjunktiva ist es, die Augenoberfläche feucht zu halten und somit die Bewegung des Augapfels in der Augenhöhle zu ermöglichen.

Die Augenlider werden lateral und medial durch die Kanthussehnen an der Orbitakante fixiert Vertikal werden die Augenlider am Unterlid durch die Unterlid-Retraktoren und am Oberlid durch die Aponeurose des M. levator palpebrae super-

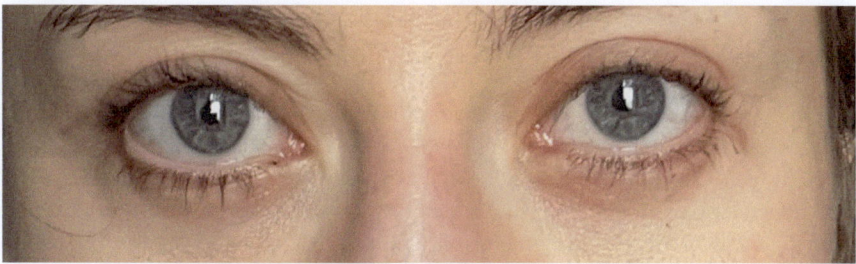

Abb. 8.1 Unterlidretraktion nach beidseitiger transkutaner Unterlidblepharoplastik

© Der/die Autor(en), exklusiv lizenziert an Springer-Verlag GmbH, DE, ein Teil von Springer Nature 2025
M. Keserü, S. Dulz, *Lidchirurgie*, https://doi.org/10.1007/978-3-662-70051-8_8

ioris (Levatoraponeurose) bewegt. Streng genommen ist der M. levator palpebrae der Retraktor des Oberlides. Der glattmuskuläre Anteil des M. levator palpebrae ist der sog. Muülller-Muskel.

Die Ruheposition der Augenlider erfordert ein Gleichgewicht aus der Aktivität von Lidschluss und Lidretraktoren. Neben dem M. orbicularis oculi und dem M. levator palpebrae superioris gehören dazu im Unterlid der M. rectus inferior und der M. tarsalis inferior. Beide sorgen auch für die physiologische Senkung des Unterlides im Abblick.

Verschiedene Pathologien können eine Lidretraktion hervorrufen. Die Ursachen umfassen die endokrine Orbitopathie, Vernarbungen der Lider sowie inflammatorische Ursachen wie eine chronische Dermatitis oder eine Autoimmunerkrankung mit bullösem Pemphigoid. Eine Pseudoretraktion kann infolge eines orbitalen Tumors mit Proptose oder einer starken Myopie auftreten. Die Lidretraktion kann einseitig oder beidseitig auftreten und sowohl das Oberlid als auch das Unterlid betreffen. Bei gleichzeitiger Retraktion des Ober- und Unterlids besteht ein größeres Risiko für einen Lagophthalmus und eine hierdurch verursachte Keratopathie.

Die häufigste Ursache einer Lidretraktion ist eine endokrine Orbitopathie. Neben der klassischen endokrinen Orbitopathie beim Morbus Basedow, ist eine endokrine Orbitopathie mit Lidretraktion auch bei einer Hashimoto-Thyreoiditis und bei Neoplasien der Schilddrüse möglich.

Eine Synkinesie des Lides aufgrund einer Läsion im N. oculomotirus kann zu Pseudo-Graefe-Zeichen führen, bei denen beim Blick nach unten oder nach innen eine einseitige Lidhebung auftritt.

Die Folgen einer Lidretraktion betreffen sowohl das Erscheinungsbild als auch die Funktion der Augenlider. Der unvollständige Lidschlag und zeitweise auch verschlechterte Lidschluss kann zu Expositionsbeschwerden bis hin zu einer Expositionskeratopathie führen.

Die Lidretraktion kann auch mit einem nächtlichen Lagophthalmus einhergehen. Außerdem können die ästhetischen Veränderungen durch den unvollständigen Lidschluss zu psychosozialen Auswirkungen führen und die Lebensqualität der Patienten reduzieren.

8.2 Differenzialdiagnosen

Die Lidretraktion lässt sich je nach den zugrunde liegenden Ursachen in drei Hauptkategorien einteilen: neurogene, myogene und mechanistische Ursachen.

Neurogene Ursachen umfassen solche Erkrankungen, die mit neuronalen Dysfunktionen assoziiert sind. Hierzu zählen beispielsweise eine aberrante Innervation oder Regeneration des N. oculomotorius, das dorsale Mittelhirnsyndrom (Parinaud-Syndrom), die kontralaterale Ptose, und das Marcus-Gunn-Syndrom. Zudem tritt bei Patienten mit einer Ptosis häufig eine Pseudoretraktion infolge einer Ptosis des kontralateralen Oberlids auf.

Myogene Ursachen beinhalten Dysfunktionen der Augenmuskulatur, die insbesondere den M. levator palpebrae superioris und den M. tarsalis superior betreffen. Derartige muskuläre Ursachen sind meist durch systemische Erkrankungen wie beispielsweise eine endokrine Orbitopathie bedingt.

Eine myogene Retraktion des Oberlids wird häufig bei Morbus Basedow beobachtet, wobei die Ursache für den Zusammenhang zwischen der Schilddrüsendysfunktion und der pathologischen Veränderung des Oberlids noch nicht im Detail bekannt ist. Die Endokrine Orbitopathie führt jedoch im Verlauf der Erkrankung zu einer Fibrosierung des M. levator palpebrae superioris und des M. tarsalis superior. Die Fibrose wiederum führt zu einer Kontraktur innerhalb der Lidretraktoren und einer Lidretraktion.

Weitere Ursachen einer myogenen Retraktion umfassen Botulinumtoxin-Injektionen, die chirurgische Überkorrektur einer Ptosis, eine orbitale Proptosis (Pseudoretraktion oder auch Pseudoexophthalmus), eine verstärkte sympathische Innervation, und einen Fixationszwang. Bei letzterem wird das Oberlid aufgrund einer übermäßigen Aktivität des M. rectus superior und des M. levator palpebrae zurückgezogen. Auch eine Myasthenia gravis kann in seltenen Fällen für eine myogene Retraktion ursächlich sein (s. Abschn. 6).

Eine mechanistische Retraktion kann angeboren sein oder durch Trauma, Neoplasien, Vernarbungen oder postoperative Komplikationen hervorgerufen werden. Auch die Vergrößerung des Augapfels aufgrund einer starken Myopie oder eines Buphthalmus können zu einer Pseudoretraktion des Augenlids führen.

8.3 Untersuchung und Indikationsstellung

Die Therapieplanung von Patienten mit einer Lidretraktion erfordert eine gründliche Untersuchung und eine sorgfältige Anamnese, um die zugrunde liegende Ursache zu identifizieren. Die Anamnese umfasst die Befragung der Patienten nach Systemerkrankungen wie Morbus Basedow und nach Symptomen, die auf eine endokrine Orbitopathie hindeuten könnten.

Aufgrund des Zusammenhangs zwischen vorherigen Eingriffen am Auge und der Lidretraktion muss abgefragt werden, ob und wann in der Vorgeschichte Gesichtstraumata auftraten oder ob aus anderen Gründen ein chirurgischer Eingriff am Auge oder im Gesicht vorgenommen wurde. Hierzu zählen auch kosmetische chirurgische Eingriffe und Botulinumtoxin-Injektionen. Der Grund und die Häufigkeit einer möglichen Verwendung von Augentropfen sollte erfragt werden. Zudem muss eine bestehende oder zurückliegende Fazialisparese abgefragt werden. Zur Einordnung des Schweregrads und der sich hieraus ableitenden medikamentösen oder chirurgischen Therapiemaßnahmen muss zudem die Dauer der Lidretraktion und die dadurch hervorgerufene Beeinträchtigung im Alltag evaluiert werden. Aufgrund der Veränderung des Erscheinungsbildes weisen Patienten mit Lidretraktion häufig eine beeinträchtigte psychische Gesundheit und Lebensqualität auf, was im Rahmen der Therapieentscheidung berücksichtigt werden sollte.

Die Diagnose und Einordnung einer einseitigen Lidretraktion erfolgt durch den Vergleich der Position beider Augenlider, da diese normalerweise symmetrisch sein sollten. Zudem wird die Position des Augenlids in Primärposition sowie im Auf-

und Abblick vermessen. Für das Oberlid beträgt diese normalerweise 4,0–4,5 mm über dem zentralen Hornhaut-Lichtreflex, für das Unterlid 5,5 mm unter dem zentralen Hornhaut-Lichtreflex. Wenn das Oberlid betroffen ist, liegt die Ruhestellung des Oberlids höher als normal, und wenn das Unterlid betroffen ist, liegt sie niedriger. In Auf- bzw. Abblick zeigt sich dann die Retraktion im Seitenvergleich am deutlichsten.

Der Blick eines Patienten mit Lidretraktion wirkt oft starrend und die Augäpfel scheinen hervorzutreten (Pseudo-Exophthalmus). Verschiedene klinische Zeichen für eine Endokrine Orbitopathie stehen in direkter Verbindung mit einer Lidretraktion. Das Graefe-Zeichen beschreibt ein Zurückbleiben des Oberlides im Abblick. Das Dalrymple-Zeichen bezeichnet die sichtbare weiße Sklera über oder unter dem Limbus im Geradeausblick. Das Stellwag-Zeichen als verringerte Lidschlagfrequenz steht ebenso in Verbindung mit der Lidretraktion.

Andere myogene Ursachen für eine Lidretraktion werden anhand des Tonus der Augenmuskulatur, insbesondere dem M. orbicularis oculi (forcierter Lidschluss, Kneiftest) und M. levator palpebrae superioris (Levatorfunktion), evaluiert.

8.4 OP-Techniken

Die Therapie der Lidretraktion hängt von der Ursache und der Schwere der Erkrankung ab. Ein chirurgischer Eingriff zur Korrektur der Lidretraktion ist immer dann erforderlich, wenn die Folgen im Sinne einer vermehrten Exposition so gravierend sind, dass entweder Lebensqualität oder Hornhautsituation von einer chirurgischen Korrektur profitieren.

Bei einer zugrunde liegenden Schilddrüsenerkrankung muss zudem die Phase der Krankheitsaktivität berücksichtigt werden. So sollte ein chirurgischer Eingriff bei einer endokrinen Orbitopathie immer in der Ruhephase der Erkrankung ohne entzündliche Aktivität und unter euthyreoter Stoffwechsellage erfolgen. Lidchirurgische Eingriffe sollten bei der EO immer orbitachirurgischen und strabologischen Korrekturen nachstehen, da diese sich wiederum auf die Lidstellung auswirken können. Erst die Dekompression, dann die Schiel-OP, dann die Lidkorrektur.

Ist ausschließlich das Oberlid von der Retraktion betroffen, so kann die Korrektur am einfachsten mittels einer Blepharotomie erfolgen. Hierbei wird das Oberlid über eine Lidfurcheninzision in voller Dicke am Tarsusoberrand horizontal durchtrennt und nur eine zentrale Bindehautbrücke in der Lidmitte belassen. Dies führt zu einer Verlängerung des Levatoransatzes und somit zu einer Korrektur der Oberlidretraktion.

Alternativ kann der Levator auch direkt zurückgelagert werden. Hierfür wird die Levatoraponeurose analog zur Ptosiskorrektur über eine Lidfurcheninzision dargestellt und schrittweise inkl. Müller-Muskel von der Konjunktiva separiert. Hierdurch verlagert sich die Ansatzstelle der Lidhebers nach kranial. Durch direkte Sichtkontrolle der Lidhebung kann dies schrittweise dosiert werden bis eine adäquate Lidstellung erreicht ist. Eine Durchführung des Eingriffs in Lokalanästhesie ist daher zur Dosierung obligat. Eine weitere Alternative sind sog. Hangback-Nähte, die den Levator auf der zurückgelagerten Position fixieren. Sie sind jedoch nicht zwingend erforderlich. Die häufig lateral betonte Retraktion bei der endokrinen Orbitopathie („lateral flare") kann bei diesen Korrekturen durch eine Inzision des lateralen Levatorhorns zusätzlich berücksichtigt und verbessert werden.

Bei der operativen Versorgung der Unterlidretraktion stellt die Verwendung von Spacer-Grafts eine etablierte Technik zur Verlängerung der vertikalen Bewegungsstrecke des Unterlides und zur Anhebung der retrahierten Unterlidkante dar. Die Indikation ergibt sich insbesondere bei vertikaler Verkürzung des Unterlids mit scleral show und funktioneller Lidschlussstörung in Folge der Retraktion. Der Spacer dient dabei als Interponat zur Verlängerung der posterioren Lidlamelle. Operativ erfolgt der Zugang am direktesten über eine transkonjunktivale Inzision entlang des Tarsusunterrandes. Alternativ ist auch eine subziliare Inzision entsprechend einer transkutanen Unterlidblepharoplastik möglich (s. Abschn. 12.3.2.). Anschließend werden die Retraktoren des Unterlids (insbesondere der M. capsulopalpebralis inferior) dargestellt und vom Tarsusunterrand gelöst, um die pathologische Traktion zu beseitigen. Der Spacer wird dann zwischen Tarsusunterrand und den mobilisierten Retraktoren implantiert. Der Spacer wird mit resorbierbaren Nähten (z.B. Vicryl 7-0) zwischen Tarsusunterrand und den Retraktoren fixiert. Nicht schleimhautbedeckte Spacer, wie Ohrknorpel müssen im Anschluß mit Bindehaut gedeckt werden. Zur Unterstützung der horizontalen Lidspannung und zur Vermeidung eines Rezidivs wird der Eingriff häufig mit einer lateralen Kanthopexie oder Zügelplastik kombiniert. Die Auswahl des Interponats richtet sich nach dem Ausmaß der Retraktion, dem Zustand des periorbitalen Gewebes sowie patientenspezifischen Faktoren. Als autologe Interponate können Ohrknorpel oder Nasenseptum-Knorpel sowie harter Gaumen oder ein freies Tarsokonjunktivaltransplantat vom Oberlid verwendet werden. Diese zeichnen sich durch eine sichere Biokompatibilität und gute Integration aus, sind jedoch in ihrer Entnahmegröße begrenzt und können nach der Implantation schrumpfen. Nasenseptum und harter Gaumen bieten darüber hinaus den Vorteil einer Schleimhautoberfläche für die konjunktivale Fornix-Vertiefung. Alloplastische Materialien, wie poröses Polyethylen (z. B. Medpor®) oder azelluläre dermale Matrix (z. B. AlloDerm®), bieten standardisierte Größen und Form- sowie Größenstabilität, gehen jedoch mit einem potenziell erhöhten Risiko für Exposition, Fibrosierung oder Infektionen einher. Ziel der operativen Maßnahme ist die vertikale Verlängerung des Unterlids, die Wiederherstellung der anatomischen Lidposition sowie die funktionelle und ästhetische Verbesserung des Lidschlusses.

8.5 Nachsorge und Komplikationsmanagement

Häufige Komplikationen ähneln denen der Lagophthalmuschirurgie und beinhalten Augentrockenheit, Ödeme, Sehstörungen und Wunddehiszenz. Bei der Verwendung von Spacern kann es zu Infektionen oder Wundheilungsstörungen an der Implantations- und Entnahmestelle des autolog transplantierten Gewebes kommen. Die Nachsorge und die Erholungszeit sind beim Einsatz von Spacern üblicherweise länger und die Verwendung von lidkantenhebenden Traktionsnähten in der frühen Phase der Heilung ist durchaus üblich um die Integrität des Spacers zu unterstützen. Auch temporäre Tarsorrhaphien für 1-2 Tage postoperativ können helfen, die Lidkantenposition zu halten und Rezidive zu vermeiden. Konjunktivale Nähte können zu Fremdkörperbeschwerden und zu kornealen Irritationen führen. Eine intensive Oberflächenpflege ist postoperativ obligat. Therapeutische Kontaktlinsen können bei ausgeprägten Beschwerden Abhilfe schaffen. Die Überkorrektur einer Oberlidretraktion führt zeitweise zu einer Ptosis, die kosmetisch störend sein kann. Revisionen sollten jedoch nur in stark ausgeprägten Fällen durchgeführt werden, um eine erneute Zunahme der retraktionsbedingten Oberflächenprobleme zu vermeiden. Der Zeitpunkt einer Revision sollte auch nicht zu früh gewählt werden, da durch erneute fibrotische Kontraktur in der Folge einer Oberlidverlängerung der Effekt der OP über den postoperativen Verlauf wieder abnehmen kann. Die Revision einer überkorrigierten Oberlidverlängerung erfolgt dann entsprechend einer Ptosis-OP (s. Abschn. 6.4.1.). Bei einer Unterkorrektur nach Blepharotomie ist außerdem die Mithilfe des Patienten erwünscht. Steht die Oberlidkante postoperativ etwas zu hoch oder kommt es in den ersten Wochen nach dem Eingriff zu einer erneuten fibrotischen Oberlidretraktion, sollte der Patient angewiesen werden, mehrfach täglich durch sanften Zug an den Zilien der Retraktion entgegenzuwirken. Dies dehnt die Narbe entlang des zurückgelagerten M. levator palpebrae und vermeidet oder mildert das Rezidiv ab. Gerade Oberlidverlängerungen nach endokriner Orbitopathie neigen zu einer ausgeprägten, postoperativen Schwellung. Hiergegen können systemische Steroide eingesetzt werden.

Literatur (zitiert & weiterführend)

Weiterführende Literatur

Barmettler A, Heo M (2018) A prospective, randomized comparison of lower eyelid retraction repair with autologous auricular cartilage, bovine acellular dermal matrix (surgimend), and porcine acellular dermal matrix (enduragen) spacer grafts. Ophthalmic Plast Reconstr Surg 34(3):266–273

Bartley GB (1995) The differential diagnosis and classification of eyelid retraction. Trans Am Ophthalmol Soc:93371–93387; discussion 387–389

Bergeron CM, Moe KS (2008) The evaluation and treatment of upper eyelid paralysis. Facial Plast Surg 24(2):220–230

Chang HS, Lee D, Taban M, Douglas RS, Goldberg RA (2011) "En-glove" lysis of lower eyelid retractors with alloderm and dermis-fat grafts in lower eyelid retraction surgery. Ophthalmic Plast Reconstr Surg 27(2):137–141

Ding Y, Huang X, Lu L, Jin R, Sun D, Yang J et al (2022) A systematic review of the treatment of lower eyelid retraction and our attempt of a dermal-orbicularis oculi suspension flap. Chinese J Plastic Reconstruct Surg 4(1):38–43

Evans JA, Clark TJE, Zimmerman MB, Allen RC, Nerad JA, Carter KD et al (2018) Rethinking our definition of postoperative success: a comparative analysis of three upper eyelid retraction repair techniques using novel metrics to capture functional and aesthetic outcomes. Ophthalmic Plast Reconstr Surg 34(1):55–63

Gillmor CL, Khan JA, Sokol JA (2020) Upper eyelid malpositions: retraction, ectropion, and entropion. In: Albert D, Miller J, Azar D, Young LH (Hrsg) Albert and jakobiec's principles and practice of ophthalmology. Springer International Publishing, Cham, S 1–24

Guthrie AJ, Kadakia P, Rosenberg J (2019) Eyelid malposition repair: a review of the literature and current techniques. Semin Plast Surg 33(2):92–102

Kim KH, Baek JS, Lee S, Lee JH, Choi HS, Kim SJ et al (2017a) Causes and surgical outcomes of lower eyelid retraction. Korean J Ophthalmol 31(4):290–298

Kim KY, Woo YJ, Jang SY, Lee EJ, Yoon JS (2017b) Correction of lower eyelid retraction using acellular human dermis during orbital decompression. Ophthalmic Plast Reconstr Surg 33(3):168–172

Kim MJ, Choi YM, Kim N, Choung HK, Khwarg SI (2022) The effects of using spacer grafts on lower-eyelid retraction surgery in patients with facial nerve palsy. Eur J Ophthalmol 32(4):2072–2077

Looi AL, Sharma B, Dolman PJ (2006) A modified posterior approach for upper eyelid retraction. Ophthalmic Plast Reconstr Surg 22(6):434–437

McGrath LA, Hardy TG, McNab AA (2020) Efficacy of porcine acellular dermal matrix in the management of lower eyelid retraction: case series and review of the literature. Graefes Arch Clin Exp Ophthalmol 258(9):1999–2006

Osaki TH, Monteiro LG, Osaki MH (2022) Management of eyelid retraction related to thyroid eye disease. Taiwan J Ophthalmol 12(1):12–21

Patel BC, Patipa M, Anderson RL, McLeish W (1997) Management of postblepharoplasty lower eyelid retraction with hard palate grafts and lateral tarsal strip. Plast Reconstr Surg 99(5):1251–1260

Scruggs JT, McGwin G Jr, Morgenstern KE (2015) Use of noncadaveric human acellular dermal tissue (belladerm) in lower eyelid retraction repair. Ophthalmic Plast Reconstr Surg 31(5):379–384

Taban MR (2017) Lower eyelid retraction surgery without internal spacer graft. Aesthet Surg J 37(2):133–136

Tumorchirurgie der Lider 9

Die Vielfalt unterschiedlicher Gewebearten periorbital führt zu einer Vielzahl möglicher Neoplasien der Lider und der Periorbita. Dies sind häufig harmlose, gutartige Läsionen wie z. B. Lidrandzysten oder Chalazien. Aber auch maligne Tumoren wie Basalzellkarzinome oder Plattenepithelkazinome sind nicht selten. Da sich dieses Buch nicht in hinreichendem Ausmaß der Differenzialdiagnose und Klinik jeder einzelnen möglichen Tumorentität widmen kann, wird im Folgenden nur allgemein zwischen malignen und benignen Läsionen unterschieden. In den Literaturempfehlungen am Kapitelende finden sich weiterführende Publikationen zur Differenzialdiagnose und Pathologie der verschiedensten periorbitalen Tumoren. Die häufigsten gutartigen Lidtumoren sind Chalazien, Lidrandzysten, Papillome und Xanthelasmen und Hämangiome. Das Basalzellkarzinom ist die häufigste bösartige Neoplasie der Lider (90 % aller malignen Lidtumoren), gefolgt von Plattenepithelkarzinomen (ca. 5–10 %), Talgdrüsenkarzinomen (1–5 %), Merkel-Zellkarzinomen (<1 %) und malignen Melanomen (<1 %).

Der notwendige Sicherheitsabstand einer Resektion oder die notwendige Nachsorge unterscheiden sich dennoch sehr in Abhängigkeit von der jeweiligen Pathologie. Daher können allgemein formulierte Empfehlungen nicht 1:1 auf jede Tumordiagnose übertragen werden und erfordern einen differenzierten Blick und eine patientenindividuelle Entscheidung durch den Behandler. Hilfestellung bei der Therapieentscheidung leisten hierbei auch die aktuellen dermatoonkologischen Leitlinien. Bei malignen Tumoren, insbesondere bei großen Läsionen oder hochmalignen Prozessen wie z. B. beim malignen Melanom oder Merkel-Zellkarzinom sollte ein interdisziplinärer Tumorboard-Beschluss die Behandlungsstrategie festlegen. Eine äußerst wichtige Maßnahme für die Therapiefindung bei malignen Tumoren ist nach histologischer Diagnosesicherung das Staging und die Stadieneinteilung des Tumors nach TNM-Klassifikation. Diese sollte bei allen malignen Neoplasien Anwendung finden. Hierzu gehört mindestens eine Sonografie der submandibulären und präaurikulären Lymphknoten sowie ein Thoraxröntgen und eine Abdomensonografie.

9.1 Untersuchung und Indikationsstellung

Primär gilt es, keine malignen Läsionen zu übersehen. Auch, wenn der Besuchsgrund gar nicht dem Tumor gilt, sollte die periorbitale Haut augenärztlich immer mit untersucht werden (Abb. 9.1).

Jeder Tumor sollte zunächst klinisch nach folgenden Kriterien beurteilt und dokumentiert werden:

- Größe und Größenentwicklung über die Zeit
- Oberfläche (glatt, rau, schuppig, keratotisch, ulzeriert, blutig verkrustet)
- Wachstumsmuster (nodulär, polypös, exophytisch etc.)
- Farbe und Farbverteilung (pigmentiert, unpigmentiert, hyperäm, homogen pigmentiert oder heterogen, fleckig pigmentiert, …)
- Randschärfe (glatte Begrenzung oder randunscharf infiltratives Wachstum)
- Zilienreihe (intakt, Madarosis)
- Tastbefund (weich, prall, hart palpabel, verschieblich)

Die Tumorgröße lässt sich am einfachsten mit einem Lineal oder an der Spaltlampe mit Hilfe der Spalthöhenskala ausmessen. Eine Dokumentation der Tumorgröße in der Patientenakte ist mehr als sinnvoll. Ein Lidtumor sollte auch standardisiert fotografisch dokumentiert werden, um eine sichere Verlaufsbeurteilung zu gewährleisten. Ein Foto mit Millimeterskala erleichtert dies.

Große oder rasch wachsende Läsionen sind eher malignitätsverdächtig als kleine und größenkonstante. Eine ungleichmäßige Pigmentierung oder eine ulzerierte Oberfläche sind ebenso Anzeichen für Malignität. Darüber hinaus ist der Zilienverlust bei Läsionen der Lidkante ein wichtiges klinisches Zeichen bösartiger Neoplasien. Eine glatte, elastische Oberfläche und homogene Farbe sind dagegen eher Hinweise auf benigne Tumoren.

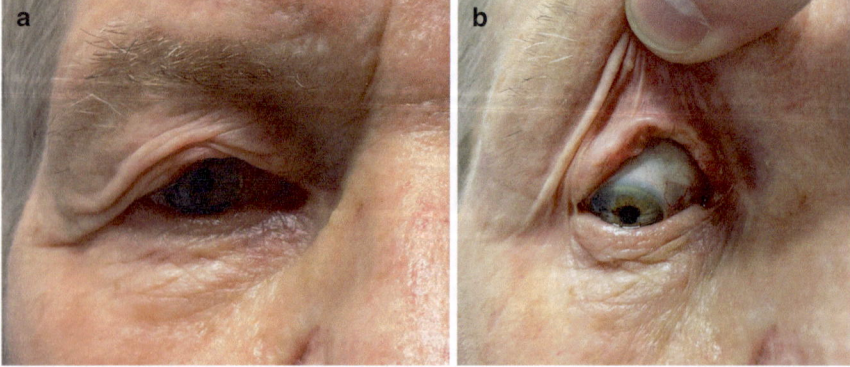

Abb. 9.1 a, b a Patientin stellt sich vor aufgrund einer Dermatochalasis. **b** Unter der Dermatochalasis versteckt findet sich ein breitbasig wachsendes Basalzellkarzinom. (© Keserü und Dulz 2024. All rights reserved)

9.1 Untersuchung und Indikationsstellung

Die Untersuchung eines Lidtumors beinhaltet neben der klinischen Beschreibung unbedingt auch ein Palpieren der Läsion mit Beurteilung der Resistenz. Weiche und glatt palpable Läsionen sprechen dabei wieder eher für benigne Prozesse, wohingegen hart indurierte Läsionen eher bösartig sein können. Ist die Läsion unter der Haut oder über dem Knochen verschieblich? Während benigne, glatt palpable Läsionen sich häufig gut verschieben lassen, sind maligne Tumoren nur schlecht verschieblich. Fortgeschrittene Karzinome können den Knochen infiltrieren und hierdurch mit der knöchernen Unterlage verwachsen. Dies lässt sich durch die Beurteilung der Verschieblichkeit prüfen. Bei Verdacht auf eine ossäre Infiltration sollte eine Computertomografie erfolgen, um knöcherne Arrosionen präoperativ zu erkennen. Bei zystischen Läsionen kann darüber hinaus eine Diaphanoskopie sinnvoll sein, um die Füllung einer Zyste zu beurteilen, welche bei Füllung mit klarer Flüssigkeit hell imponiert oder zeitweise auch eine Spiegelbildung mit Zelldetritus zeigt. Auch eine Sonografie kann bei zystoiden Tumoren ergänzende Informationen über die Binnenstruktur liefern.

Im Anschluss an die klinische Untersuchung kann sich dann die Indikation zur Tumorexzision nach folgenden Kriterien richten:

1. *Malignitätsverdacht*: Alle malignitätsverdächtigen Läsionen sollten chirurgisch exzidiert werden. Ist der klinische Verdacht auf einen bösartigen Prozess hoch, muss primär eine R0-Resektion mit Sicherheitsabstand angestrebt werden und die Exzision sollte mit Randschnitten erfolgen. Betrifft die Läsion die Lidkante, ist der Tumor durchgreifend inkl. Lidkante zu exzidieren. Bei geringerem Malignitätsverdacht ist auch eine inzisionale Biopsie möglich. Diese sollte jedoch nur gewählt werden, wenn der Verdacht auf Malignität tatsächlich niedrig ist und die primäre R0-Resektion mit einem größeren Gewebeverlust und Rekonstruktionsbedarf einhergeht.
2. *Funktionelle Einschränkung:* Bewirkt ein Lidtumor eine funktionelle Einschränkung durch Verlegung des Gesichtsfeldes oder induziert der Tumor eine Ptosis oder ein Ektropium, besteht unabhängig von der Dignität eine medizinische Indikation zur Tumorexzision. Bei benignen Läsionen können knappe Resektionsgrenzen gewählt werden. Für kleinere Läsionen der Lidkante eignet sich z. B. eine lamelläre Resektion.
3. *Kosmetische Einschränkung des Patienten:* Eine eindeutig benigne Läsion ohne funktionelle Einschränkung kann in manchen Fällen dennoch für den Patienten kosmetisch störend sein. Auch in diesen Fällen kann die Indikation zur Exzision gestellt werden. Diese sollte jedoch möglichst gering invasiv erfolgen und darf nicht zu Lasten der Krankenkasse abgerechnet werden und ist eine Selbstzahlerleistung.

Lidtumoren ohne Malignitätsverdacht und ohne funktionelle Einschränkung müssen nicht zwingend exzidiert werden. In Abhängigkeit von Tumorgröße und Patientenalter ist nicht selten auch ein einfaches „watch & wait" eine sinnvolle Option. Darüber hinaus sind auch konservative Therapien möglich.

Für große, inoperable Basalzellkarzinome ist seit einigen Jahren die orale Therapie mit dem Hedgehog-Inhibitor Vismodegib verfügbar. Diese erfordert auch eine inzisionale Biopsie zur histologischen Diagnosesicherung. Hierfür genügt jedoch eine kleine Stanzbiopsie. Die Indikation zur Vismodegib-Therapie sollte dann in einem interdisziplinären Tumorboard gestellt werden.

Auch die Cryotherapie ist für ausgewählte Läsionen mit Rücksichtnahme auf Patientenalter und Begleiterkrankungen eine lohnende Alternative. Die Cryotherapie ist kein kurativer Ansatz, bietet jedoch die Möglichkeit, die Tumormasse zu verkleinern und größere operative Resektionen und Rekonstruktionen z. B. für multimorbide Patienten zu vermeiden.

Wird die Indikation zur Exzision gestellt, muss zusätzlich noch über das zeitliche Vorgehen entschieden werden. Dies erfordert neben der Einschätzung der Dignität auch die Einschätzung des zu erwartenden Gewebedefektes durch den Chirurgen. Benigne und kleinere maligne Tumoren können einzeitig mit primärem Wundverschluss exzidiert werden. Erfordert der Defekt jedoch eine Rekonstruktion des Lides oder auch nur eine Hautverschiebeplastik, muss ein zweizeitiges Vorgehen gewählt werden. Das heißt, die Rekonstruktion erfolgt in einem zweiten, separaten Eingriff und erst, nachdem der histopathologische Bericht die R0-Resektion gesichert festgestellt hat. Dies ist erforderlich, da nach einer Rekonstruktion und nachfolgend histologisch festgestellter R1-Resektion die notwendige Nachresektion nicht mehr eindeutig lokalisiert werden kann.

Allgemein gilt: Je höher der Verdacht auf einen malignen Prozess und je größer der Tumor ist, desto eher sollte ein zweizeitiges Vorgehen gewählt werden.

▶ **Praxistipp** In einer Klinik mit angeschlossener Pathologie können zweizeitige Tumoroperationen unter stationären Bedingungen und im Tagesrhythmus durchgeführt werden (z. B. Montag primäre Exzision, Dienstag Nachresektion bei R1-Status, Mittwoch Deckung, sobald der R0-Status gesichert ist). Für ein ambulantes Setting in der Praxis mit Versendung der Exzidate an den Pathologen kann der Defekt, je nach erwarteter Dauer der Befundung, bis zur Folgeoperation mit alloplatischem Material (z. B. EpiGARD® oder Syspur-derm®) temporär gedeckt werden.

Maligne Tumoren erfordern über die Planung des chirurgischen Vorgehens hinaus die Einleitung einer Ausbreitungsdiagnostik zum Tumorstaging. Da sich das Metastasierungsrisiko je nach Tumorentität und -größe jedoch stark unterscheidet, ist bei Tumoren der Perirobita und hohem Malignitätsverdacht bereits präoperativ eine Sonografie der submandibulären und präaurikulären Lymphknoten sowie ein Thoraxröntgen und eine Abdomensonografie als Basisdiagnostik empfehlenswert. Ein weiterführendes Tumorstaging kann dann in Anlehnung an die jeweiligen Leitlinien (Weiterführende Literatur) mit vorliegendem Pathologiebefund erfolgen.

9.2 OP-Techniken

Grundsätzlich muss bei der Tumorchirurgie die Exzision von der Rekonstruktion des entstehenden Defektes unterschieden werden, egal ob diese ein- oder zweizeitig erfolgt. Darüber hinaus differieren Ober- und Unterlidrekonstruktion grundlegend. Die folgenden Abschnitte schildern die passenden OP-Strategien für Lidtumoren jeglicher Art, Größe und Dignität.

9.2.1 Tumorexzision

Die primäre Exzision des Lidtumors kann in verschiedenen Invasivitätsabstufungen und in unterschiedlicher zeitlicher Planung erfolgen (einzeitig oder zweizeitig, s. oben), was sich selbstverständlich nach der Klinik des Tumors und seiner vermuteten Dignität richtet.

Abgesehen von sehr großen Läsionen können die meisten periorbitalen Tumoren gut in Lokalanästhesie exzidiert werden. Eine Narkose ist nur in Ausnahmefällen, z. B. bei Basalzellkarzinomen mit knöcherner Infiltration oder mit orbitaler Invasion erforderlich.

Vor der Exzision und auch noch vor der Infiltration empfiehlt sich eine Markierung der Resektionsgrenzen mit einem Stift, da die Tumorgrenzen zeitweise durch die Infiltration mit dem Lokalanästhetikum nicht mehr gut erkennbar bleiben. Je höher der Verdacht auf einen malignen Tumor, desto mehr Sicherheitsabstand sollte zwischen makroskopisch sichtbarem Tumorrand und der Inzision gewählt werden. Bei nodulären Basalzellkarzinomen sollten mindestens 2 mm zum Tumorrand gewählt werden. Bei malignen Melanomen ist dieser Abstand noch zu gering. Die S3-Leitlinie Malignes Melanom empfiehlt bei pT1- und pT2-Melanomen einen Sicherheitsabstand von 1 cm und ab pT3 2 cm Sicherheitsabstand, was periorbital jedoch unter Rücksichtnahme auf den Bulbus meist nicht eingehalten werden kann. Demgegenüber können benigne Läsionen knapp exzidiert werden, wobei jedoch auch hier das Rezidivrisiko mit der Nähe der Resektionsgrenzen korreliert.

Die Exzision selbst findet nach der Infiltration des Lokalanästhetikums mit Skalpell und Schere statt. Bei malignen Hauttumoren sollte nicht zu flach geschnitten und mindestens bis auf Orbicularisebene exzidiert werden. Oberflächliche, lamelläre Exzisionen innerhalb der Kutisebene kommen nur für sicher benigne Läsionen in Frage.

Lidkantenferne Läsionen, die nicht eindeutig durch den Pathologen orientiert werden können, müssen für die histografische Aufarbeitung markiert werden. Exzidate mit Lidkante und eindeutiger Haut- und Schleimhautseite erfordern dies nicht zwingend. Für die Markierung eignet sich ein einfacher Faden am Präparaterand mit Uhrzeitangabe auf der Anforderung für den Pathologen (z. B. „Fadenmarkierung bei 12 Uhr"). Außerdem sollte der Pathologe mittels einer Skizze auf der Anforderung möglichst genau über die Lokalisation in Kenntnis gesetzt werden. Dies erleichtert die pathologische Befundung und Lokalisierung eventuell notwendiger Nachresektionen. Darüber hinaus empfiehlt sich bei malignen Tumoren die zusätzliche Exzision von Randschnitten, welche separat und mit genauer Lokalisationsangabe eingesendet werden (Abb. 9.1). Dieses Vorgehen sichert den Resektionsstatus zusätzlich, da mit tumorfreien Randschnitten, auch bei engem Tumorbezug zu den Rändern des primären Resektates, von einer R0-Resektion ausgegangen werden kann. Findet sich jedoch Tumorgewebe in den Randschnitten, ist die Resektion grundsätzlich nicht im Gesunden und es muss nachgeschnitten werden. Erst nach Exzision der Randschnitte sollte dann die Blutstillung erfolgen, um eine Koagulation der Randschnitte zu vermeiden.

Im Folgenden werden beispielhaft vier verschiedene Techniken einer Tumorexzision bei verschiedenen Tumorentitäten beschrieben. Diese Auflistung ist weder vollständig noch zwingend in der Durchführung der einzelnen Schritte, soll jedoch die sehr variablen Möglichkeiten einer periorbitalen Tumorresektion darstellen. Je nach Klinik und Lokalisation des Lidtumors kann daher natürlich vom beschriebenen Vorgehen abgewichen werden.

1. *Lamelläre Exzision eines Lidkantenpapilloms*

    Diese einfache Methode eignet sich für viele benigne, lidkantennahe Läsionen wie z. B. Papillome, Veruccae, Nävi oder Cornu cutaneum. Der Patient sollte neben den Standardrisiken präoperativ über die Möglichkeit eines Rezidivs sowie das Risiko eines Zilienverlustes aufgeklärt werden. Nach Desinfektion und Lokalanästhesie wird eine Chalazionklemme angesetzt, um die Handhabung und durch die lokale Blutleere die Präparation zu erleichtern. Mit feiner Pinzette und Skalpell wird die Läsion anschließend lamellär von der Lidkante abgetragen (Abb. 9.2). Eine anschließende Kauterisation des Wundbettes vermeidet Nachblutungen und reduziert das Rezidivrisiko zusätzlich. Bei kleinen Läsionen ist eine Naht nicht erforderlich. Eine kleine Naht (z. B. Vicryl 7-0) beschleunigt jedoch die Abheilung.

2. *Keilexzision mit primärem Verschluss der Lidkante eines Basalzellkarzinoms*

    Die Inzisionsgrenzen sollte am besten noch vor der Infiltration mit Lokalanästhetikum angezeichnet werden. Nach der Lokalanästhesie wird die Lidkante an beiden Seiten des Tumors unter Berücksichtigung des Sicherheitsabstandes mit einer geraden Schere in voller Dicke durchtrennt und der Tumor als Keil mit Lidkante anschließend inferior spitz zulaufend, pentagonal exzidiert. Blutungen aus dem Arcus palpebralis, der direkt vor dem Tarsus verläuft, werden gezielt koaguliert. Gezielter Druck mit der Pinzette, die die Lidkante greift, erleichtert die Identifizierung der Blutungsquelle. Der direkte Verschluss der Keilexzision erfolgt anschließend in drei Schritten. Zunächst wird der Tarsus mit zwei resorbierbaren, geflochtenen 5-0 Einzelknopfnähten readaptiert (z. B. Vicryl 5-0). Hierbei sollte bereits auf die Kontinuität der Lidkante ohne Stufenbildung geachtet werden. Anschließend wird die Lidkante mit einer 6-0 Seide-Naht rekonstruiert, deren Enden lang gelassen werden. Danach erfolgt der Verschluss von Haut und Orbicularis über dem Tarsus mit zwei bis drei Einzelknöpfen der gleichen 6-0 Seide-Naht. Die langen Enden der Lidkantennaht werden letztendlich in die unterste Hautnaht geknüpft, um ein Einschlagen in den Fornix und eine Irritation des Bulbus zu vermeiden.

3. *Zweizeitig geplante Exzision mit Randschnitten eines Basalzellkarzinoms*

    Die Inzisionsgrenzen um den Tumor werden mit einem Stift markiert und das Operationsgebiet mit Lokalanästhetikum infiltriert (Abb. 9.3). Die Hautinzision

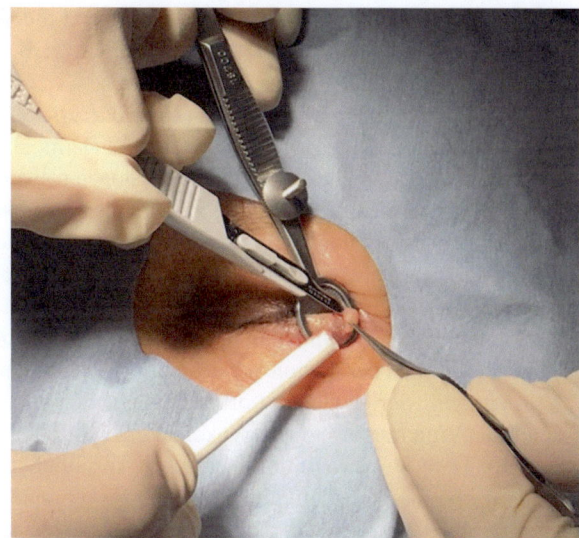

Abb. 9.2 Lamelläre Exzision eines Lidkantenpapilloms. Die Chalazionklemme unterstützt bei der Exzision. (© Keserü und Dulz 2024. All rights reserved)

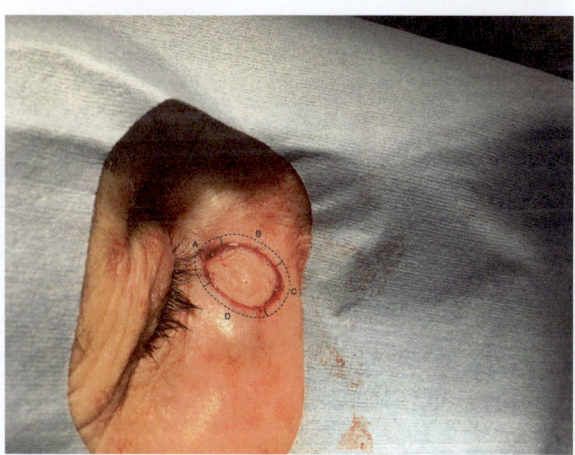

Abb. 9.3 a–d Exzision eines Basalzellkarzinoms. Die *unterbrochene Linie* zeigt die Resektionsgrenzen der Randschnitte.
a Randschnitt oben,
b Randschnitt nasal,
c Randschnitt inferior,
d Randschnitt lateral.
(© Keserü und Dulz 2024. All rights reserved)

erfolgt mit dem Skalpell und die Exzision des Tumors mit der Schere. Vor dem letzten Scherenschlag sollte das Exzidat für die histografische Aufarbeitung mit einem Faden markiert werden. Nach der Exzision und Abgabe in ein mit Formalin gefülltes Gefäß erfolgen dann die separaten Entnahmen der Randschnitte. Hierfür werden zu allen Seiten des primären Exzidates zusätzlich 1–2 mm reseziert und in separaten Gefäßen in die Pathologie eingesendet. Erst jetzt, nach der Exzision aller Präparate sollte die erste Koagulation zur Blutstillung erfolgen um thermische Artefakte in den Schnitträndern bei der pathologischen Begutachtung zu vermeiden. Da ein zweizeitiges Vorgehen geplant ist, erfolgt kein Wundverschluss. Die Operationswunde kann bis zur Rekonstruktion offen verbleiben und sollte nur täglich mit frischen, feuchten Verbänden versorgt werden.

Um die Wundgranulation zu unterstützen und die Wunde temporär zu decken, können alternativ alloplastische Materialien (z. B. Syspurderm oder Epigard) verwendet werden.

4. *Exzision einer subkutaner Läsion (Dermoidzyste oder Tränendrüsenkarzinom)*

Subkutane Läsionen sind periorbital meist Dermoidzysten, Atherome, Lymphome oder Tränendrüsentumoren. Zystische Läsionen sollten immer in toto exzidiert werden. Bei klinischem Verdacht auf ein Lymphom steht jedoch die inzisionale Biopsie zur Diagnosesicherung im Vordergrund, da Lymphome in der Regel einer hämatoonkologisch gesteuerten systemischen Therapie unterzogen werden müssen.

Zur Exzision subkutaner Tumoren erfolgt die Inzision entlang der periorbitalen Hautspannungslinien direkt über der Läsion. Auch hier empfiehlt sich ein Anzeichnen der Läsion vor der Infiltration mit dem Anästhetikum, da die Läsion im infiltrierten Gewebe oft nicht mehr sicher zu identifizieren ist. Spannung auf den Wundrändern durch Häkchen oder Spreitzer erleichtern die Präparation in die Tiefe auf die Tumoroberfläche. Anschließend wird entlang der Tumoroberfläche in alle Richtungen um die Läsion präpariert, um diese zu Mobilisieren. Sobald ausreichend mobil, kann die Läsion aus der Inzision luxiert und komplett exzidiert werden. Blutstillung erfolgt bedarfsweise. Sollte eine zystische Läsion rupturieren, muss die Wundhöhle ausgiebig mit Kochsalzlösung gespült werden, um eine überschießende Entzündungsreaktion postoperativ zu vermeiden. Der Wundverschluss erfolgt in der Regel einschichtig (Abb. 9.4).

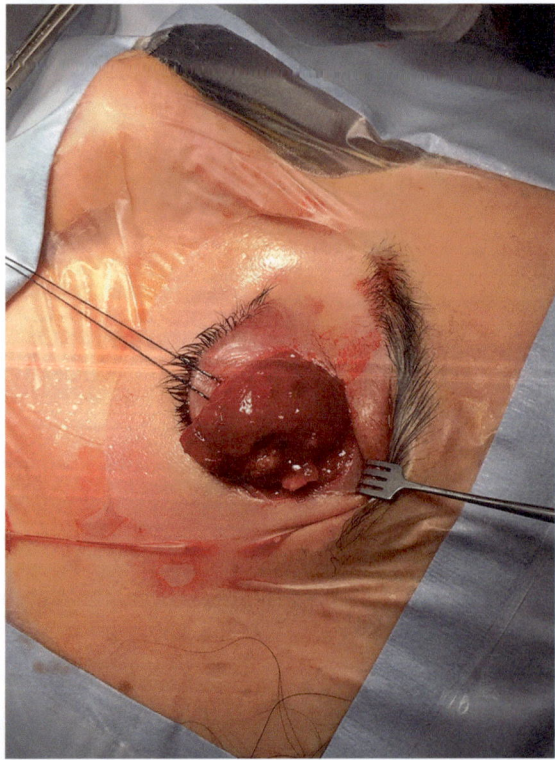

Abb. 9.4 Exzision eines Tränendrüsentumors. Die Tumormasse wurde bereits aus der Inzision luxiert. (© Keserü und Dulz 2024. All rights reserved)

9.2.2 Grundlagen der Lidrekonstruktion

Zunächst sollte sich der Lidchirurg grundsätzlich über die Notwendigkeit einer Rekonstruktion klar werden. Denn nicht alle Tumordefekte erfordern zwingend eine Rekonstruktion. Auch ein kompletter Verzicht auf einen Wundverschluss ist eine Option für bestimmte Tumordefekte, wobei dieses als „Laissez-faire" bezeichnete Vorgehen jedoch nur ausgewählten Defekten vorbehalten bleibt. Liegt ein rein kutaner Defekt möglichst symmetrisch über dem medialen Lidwinkel, kann er auch der sekundären Wundheilung überlassen werden. Alle anderen Lokalisationen bergen dahingegen bei Laissez-faire ein hohes Risiko für postoperative Lidfehlstellungen (Kap. 5). In Abhängigkeit vom Patientenalter und dem Risiko einer Rekonstruktion kann jedoch *in Ausnahmefällen* selbst bei ausgedehnten Defekten mit Lidkantenbeteiligung die sekundäre Wundheilung abgewartet werden. Abb. 9.5 zeigt beispielhaft das Ergebnis nach Exzision eines Basalzellkarzinoms und sekundärer Wundheilung bei einer dementen, gering kooperativen Patientin, die weder narkosefähig, noch in Lokalanästhesie operabel war. Der Lidschluss war postoperativ trotz breiter Verwachsung zwischen Lid und Bulbus vollständig und der Bulbus hinreichend geschützt, sodass der Patientin ausgedehntere rekonstruktive Maßnahmen und eine Narkose erspart werden konnten.

Überlässt man einen Tumordefekt der sekundären Wundheilung, bedarf die Operationswunde bis zur Reepithelialisierung einer konservativen Therapie mit feuchten Verbänden zur Förderung der Granulation. Dies beinhaltet die Applikation von dexpanthenolhaltigen Salben oder antiseptischen Präparaten zur Infektionspro-

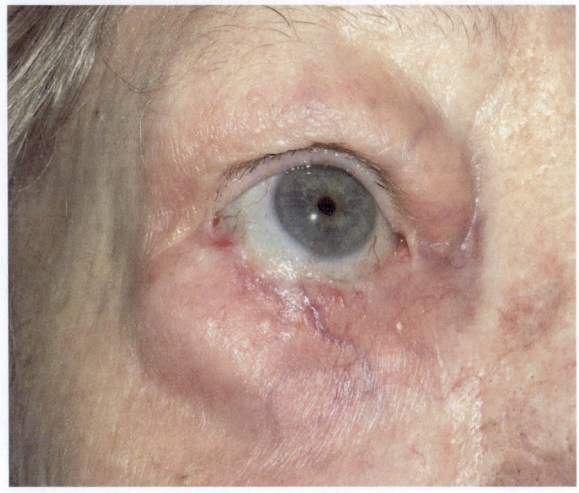

Abb. 9.5 Symblepharon nach Exzision eines Basalzellkarzinoms ohne Rekonstruktion. Die Motilität ist frei, es besteht keine Diplopie. (© Keserü und Dulz 2024. All rights reserved)

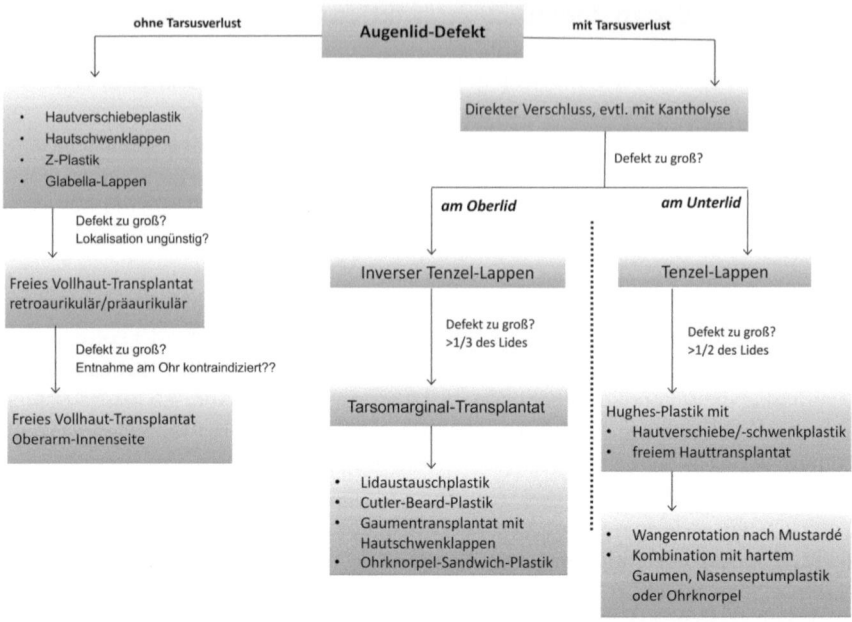

Abb. 9.6 Entscheidungsbaum zur Rekonstruktion eines Liddefektes. (© Keserü und Dulz 2024. All rights reserved)

phylaxe. Die Auflage von Calciumalginat-Kompressen (z. B. Suprasorb® oder Sorbalgon®) kann ebenso die Granulation unterstützen.

Nichtsdestotrotz ist eine anatomisch korrekte Rekonstruktion des Lides und eine bestmögliche, funktionelle Wiederherstellung von Lidschlag und Lidschluss immer die erste Wahl und sollte in allen Fällen angestrebt werden. Für die Wahl des Rekonstruktionsverfahrens müssen folgende Voraussetzungen bedacht werden (Abb. 9.6):

1. *Kutaner Defekt an Ober- oder Unterlid, Lidkante und Tarsus intakt*

    Rein kutane Defekte sind alle Defekte der periorbitalen Kutis, der Subkutis und ggf. auch des M. orbicularis oculi, bei denen die Lidkante mit Tarsus intakt ist. Diese sollten in erster Linie mittels Hautverschiebung oder einer Z-Plastik verschlossen werden. Das Prinzip liegt darin, die Hautspannung von der Lidkante weg in horizontaler Richtung zu verteilen. Auch Schwenkplastiken, z. B. ein lateral gestielter myokutaner Schwenklappen vom Oberlid zur Deckung eines Unterliddefektes, sind eine chirurgische Option. Hautverschiebe oder -schwenkplastiken sind freien Transplantaten hinsichtlich Dauer der Abheilung und kosmetischer Unauffälligkeit postoperativ überlegen und sollten daher die erste Wahl sein.

Ist der Defekt Verschiebeplastiken zu groß oder unpassend gelegen, sind freie Hauttransplantate die nächste Option. Als Entnahmestelle eignet sich für die periorbitale Hautrekonstruktion am besten retroaurikuläre Haut, da sie der Lidhaut hinsichtlich Dicke und Pigmentierung am nächsten kommt. Bei Patientinnen ohne Bartwuchs kann die Entnahme auch präaurikulär erfolgen. Ist der Defekt selbst für retroaurikuläre Haut zu groß, können sehr große Transplantate auch an der Oberarminnenseite entnommen und/oder das Transplantat gemacht werden.

2. *Durchgreifender Liddefekt mit Lidkantenbeteiligung und Tarsusverlust*

Besteht ein durchgreifender Defekt in Ober- oder Unterlid, sollte primär versucht werden, diesen direkt zu verschließen. Hierfür wird zunächst der Tarsus mit einer geflochtenen, resorbierbaren Naht (z. B. Vicryl 5-0) adaptiert und anschließend die Lidkante mit einer geflochtenen, nichtresorbierbaren Naht (z. B. Seide 6-0) rekonstruiert. Der Verschluss von Haut und Orbicularis kann dann mit der gleichen Naht erfolgen. Klassischerweise werden die Enden der Lidkantennaht in die unterste Hautnaht eingeknüpft, um eine Irritation des Bulbus durch die Fadenenden der Lidkantennaht zu vermeiden. Eine Lidkantenrekonstruktion mit einer resorbierbaren Naht und versenktem Knoten ist ebenso möglich. Die Lidkantennaht darf jedoch keinesfalls mit einer spießenden, monofilen Naht erfolgen, da diese Hornhaut und Bulbus gefährden würde.

Ist der Defekt und die horizontale Spannung für einen direkten Verschluss zu groß, ist eine laterale Kantholyse der nächste Schritt zur Planung des Wundverschlusses. Hierfür wird über eine kleine Hautinzision im lateralen Lidwinkel das laterale Lidbändchen durchtrennt, um die horizontale Spannung zu reduzieren (Abb. 9.7).

▶ **Praxistipp** Das laterale Lidbändchen lässt sich zur Kantholyse mit den geschlossenen Scherenblättern einer stumpfen Schere auch durch eine sehr kleine Kanthotomie gut ertasten und schrittweise durchtrennen, während der Zug auf das Unterlid mit einer Pinzette in der zweiten Hand des Chirurgen den Erfolg der Kantholyse direkt fühlbar macht.

Reicht auch eine Kantholyse nicht mehr für einen direkten Verschluss der Lidkante, ist die Bogenverschiebeplastik nach Tenzel die nächste Eskalationsstufe der Lidrekonstruktion. Hierfür wird nach lateraler Kanthotomie und Kantholyse ein bogenförmiger Lappen über den lateralen Orbitarand hinaus mobilisiert und in den Liddefekt rotiert. Die klassische Tenzel-Plastik ist für Defekte am Unterlid nach oben orientiert. Für die Oberlidrekonstruktion kann der Tenzel-Lappen jedoch auch invers präpariert werden, d. h. mit der Spitze des Bogens nach unten. Ein Tenzel-Lappen erlaubt die Deckung durchgreifender Unterliddefekte bis etwa zur Hälfte der Lidbreite (am Oberlid etwas weniger). Die Rückseite des Tenzel-Lappens, die im lateralen Lidwinkel nicht mit Schleimhaut bedeckt ist, kann der spontanen Konjunktivalisierung überlassen werden.

Noch größere Liddefekte erfordern dann die Kombination verschiedener Transpositionslappen, Verschiebelappen und freier Transplantate, deren Kombination

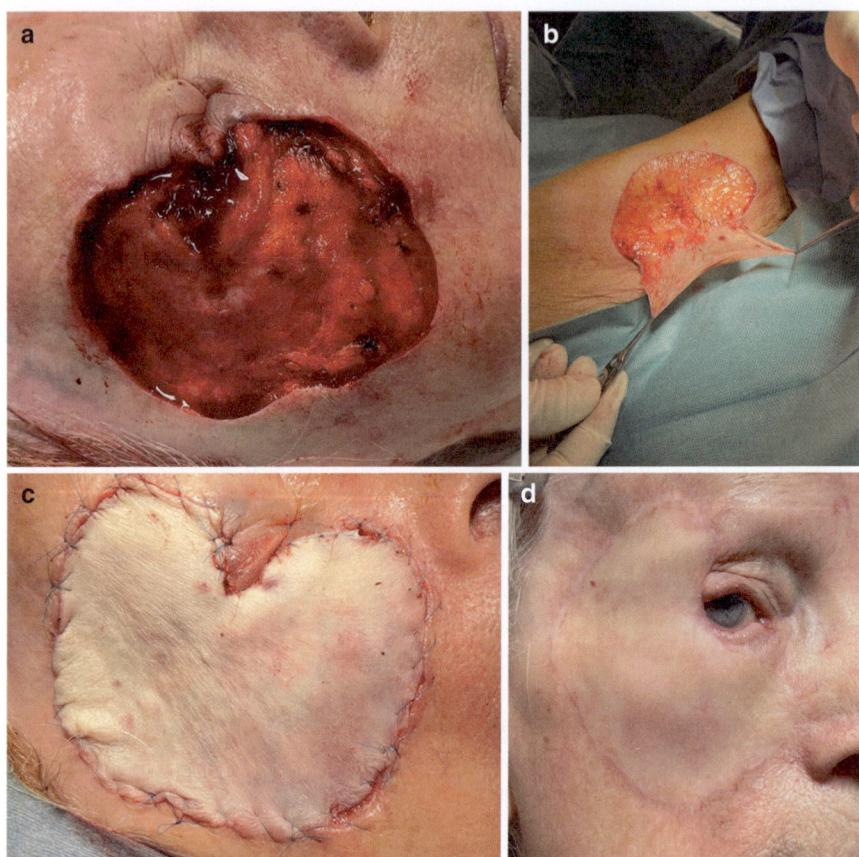

Abb. 9.7 a–d a großer Defekt nach Exzision eines Lentigo maligna Melanoms, **b** Entnahme eines Vollhaut-Transplantates von der Oberarminnenseite, **c** Deckung des Defektes mit freiem Hauttransplantat, **d** 6 Monate nach Rekonstruktion. (© Keserü und Dulz 2024. All rights reserved)

sehr frei gewählt werden kann, aber nach konkreten Prinzipien erfolgen muss. Das Augenlid besteht prinzipiell aus zwei Lamellen, einer posterioren Lamelle (Tarsus und Konjunktiva) und einer anterioren Lidlamelle (Haut und Orbicularis).

Durchgreifende Augenliddefekte erfordern eine separate Rekonstruktion beider Lidlamellen, wobei maximal eine der beiden Lamellen frei transplantiert werden darf, da die Vaskularisierung des freien Transplantates über die unter- bzw. aufliegende, gestielte Plastik sichergestellt sein muss. Eine Rekonstruktion beider Lamellen durch freie Transplantation würde in einer raschen Nekrose der Transplantate resultieren.

An Ober- und Unterlid existieren unterschiedliche Methoden zur Rekonstruktion großer Defekte.

9.2.3 Unterlidrekonstruktion

Sind alle oben genannten Methoden nicht ausreichend zur Defektdeckung, so bietet sich zur Rekonstruktion des Unterlides ein gestieltes Tarsokonjunktivaltransplantat nach Hughes an. Die Hughes-Plastik rekonstruiert den Unterlidtarsus mit autologem Tarsus und Konjunktiva, welcher von der Rückseite des ipsilateralen Oberlides gewonnen und in den Unterliddefekt transplantiert wird, wobei eine konjunktivale Verbindung zwischen Oberlid und rekonstruiertem Tarsus im Unterlid für etwa 2–4 Wochen verbleibt. Der konjunktivale Stiel dient dabei nicht nur der vaskulären Versorgung, sondern hält das rekonstruierte Unterlid für die erste postoperative Phase in Position und wirkt einem frühen Absinken des neu rekonstruierten Unterlides entgegen. Der konjunktivale Stiel der Hughes-Plastik wird in der Regel nach 2–4 Wochen durchtrennt, sodass das Auge für diesen Zeitraum funktionell verschlossen bleibt. Aufgrund der visuellen Beeinträchtigung durch den konjunktivalen Stiel sollte die Entscheidung für eine Hughes-Plastik daher den Visus des Partnerauges berücksichtigen. Bei Patienten mit einem Liddefekt auf dem besseren oder sogar einzigen Auge kann das Tarsokonjunktivaltransplantat alternativ auch frei transplantiert werden, wobei das freie Tarsustransplantat dann wiederum nicht mit einem freien Hauttransplantat kombiniert werden darf. Gleiches gilt für Patienten, die bereits eine Hughes-Plastik in der Vergangenheit hatten. Da eine zweite Hughes-Plastik auf dem gleichen Auge nicht möglich ist, muss dann ein freies Tarsokonjunktivaltransplantat von der kontralateralen Seite gewonnen werden.

▶ **Praxistipp** Während Hughes 1937 noch einen Lidverschluss von 3 Monaten vorsah, wird die Wiedereröffnung einer Hughes-Plastik heute nach 2–4 Wochen empfohlen. In Einzelfällen ist jedoch auch eine noch frühere Wiedereröffnung 7 Tage nach Rekonstruktion beschrieben (Leibovitch und Selva 2004) und je nach individueller Patientensituation denkbar.

Zur Rekonstruktion der Hautlamelle kann eine Hughes-Plastik sowohl mit einer Hautverschiebeplastiken oder mit einem freien Vollhauttransplantat kombiniert werden. Die Hughes-Plastik erlaubt eine Rekonstruktion von sehr großen Defekten von halber Lidbreite bis hin zu subtotalen Unterliddefekten.

Sehr große, totale Unterliddefekte, die auch die Möglichkeit einer Hughes-Plastik übersteigen, benötigen zur Rekonstruktion des Tarsus freie Transplantate harten Gaumens oder Nasenseptumtransplantate (schleimhautbedeckter Knorpel), welche dann mit großen Hautrotations- oder Schwenklappen (z. B. Wangenrotation nach Mustardé und Glabella-Schwenklappen im medialen Lidwinkel) kombiniert werden (Abb. 9.8).

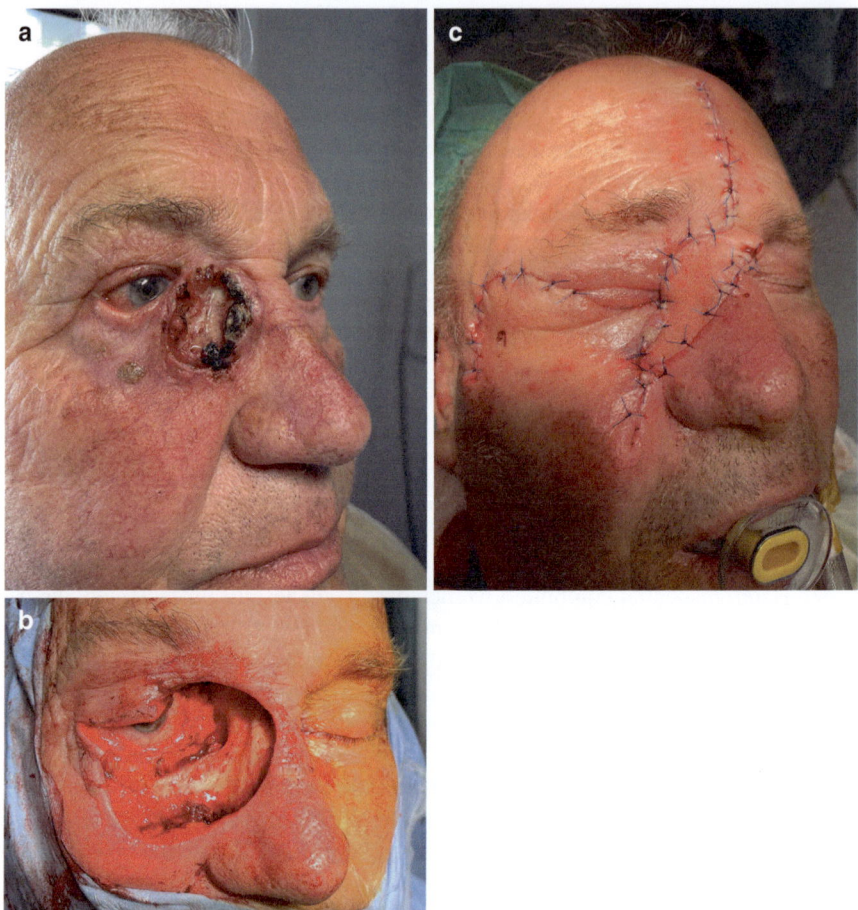

Abb. 9.8 a–c a Sehr großes Basalzellkarzinom des medialen Unterlides, **b** Defekt nach Resektion, **c** Deckung mit einer kombinierten Wangenrotation und Glabella-Lappenplastik. (© Keserü und Dulz 2024. All rights reserved)

9.2.4 Oberlidrekonstruktion

Große Oberliddefekte sind schwieriger als Unterliddefekte zu rekonstruieren. Dies liegt in erster Linie an der größeren vertikalen Exkursion des gesunden Oberlides, welche sich auch nach erfolgreichen Rekonstruktionen in der Regel nicht wiederherstellen lässt und somit meist zu postoperativ kleinerer Lidspalte und schlechterer Lidöffnung führt. Die Protektion des Bulbus steht jedoch für diese Patienten im Vordergrund. Patienten mit großen Oberliddefekten sollten bereits im Vorfeld über die erwartbaren Einschränkungen hinsichtlich Lidöffnung und Kosmetik aufgeklärt werden. Ist die vertikale Höhe des Oberliddefektes nicht allzu groß und existiert noch ein Rest des Oberlidtarsus, so sollte dieser Tarsusrest mobilisiert und an die Lidkante verschoben werden (Tarsus-Verschiebeplastik), wonach die Hautlamelle separat über Schwenklappen oder freie Transplantate rekonstruiert werden kann.

Ist der Oberlidtarsus komplett verloren, bietet eine Lidaustauschplastik („eyelid switch flap" oder „eyelid sharing flap") die Möglichkeit zur simultanen Rekonstruktion beider Lamellen. Hierfür werden anteriore und posteriore Lamelle des Unterlides im lateralen Lidwinkel vertikal durchtrennt, mobilisiert und in den Defekt des Oberlides rotiert. Nach 4–6 Wochen wird die Verbindung zwischen Ober- und Unterlid durchtrennt und der laterale Lidwinkel inkl. Aufhängung an der Orbitakante rekonstruiert. Der Unterliddefekt kann entweder direkt oder mittels Tenzel-Plastik verschlossen werden. Nachteil des Lidtausches ist meist eine postoperativ deutlich verkleinerte horizontale Lidspaltenweite.

Eine weitere Möglichkeit zur Rekonstruktion großer Oberliddefekte ist die sog. Cutler-Beard-Plastik. Hierbei wird das Unterlid ca. 5 mm unterhalb der Lidkante in voller Dicke horizontal durchtrennt und ein Haut-Orbicularis-Schleimhautlappen mobilisiert. Dieser wird unter der Unterlidkante hindurch in den Oberliddefekt verschoben und dort schichtgerecht eingenäht.

Streng genommen rekonstruiert die Cutler-Beard-Plastik keinen Tarsus. Um die Stabilität des Oberlides zu unterstützen, kann die Cutler-Beard-Plastik daher zusätzlich mit einem Ohrknorpeltransplantat als Tarsusersatz kombiniert werden. Der Ohrknorpel wird dabei als „Sandwich" zwischen Konjunktiva und Orbicularis des Cutler-Beard-Lappens transplantiert. Analog zu einer Hughes-Plastik oder Lidaustauschplastik wird das temporär verschlossene Auge nach etwa 2–4 Wochen wieder eröffnet.

9.3 Nachsorge und Komplikationsmanagement

Die Nachsorge nach tumorchirurgischen Eingriffen der Lider umfasst einerseits das Wundmanagement in der Folge des Eingriffes und andererseits die langfristige Tumornachsorge.

Feuchte Verbände unterstützen die Wundgranulation und schützen rekonstruiertes Gewebe vor Austrocknung. Daher werden feuchte Verbände gerade in der frühen postoperativen Phase dringen angeraten. Gerade freie Hauttransplantate erfordern eine langfristigere Transplantatpflege mit feuchten Verbänden für ca. 1 Woche. Die mechanische Kompression des Ve

rbandes vermeidet dabei auch die Bildung von Seromen unter dem Transplantat und hilft bei der Vaskularisation des Transplantates aus der Tiefe.

Sollten sich dennoch Serome unter dem Transplantat bilden, müssen diese baldmöglichst punktiert und drainiert werden, um eine Nekrose zu vermeiden.

Damit Verband und Wunde nicht verkleben, sind Fettgaze-Flecken eine sinnvolle Wundauflage. Über der Fettgaze können dann mit Kochsalzlösung getränkte Mullkompressen aufgelegt und mit Augenpolster und Pflasterstreifen oder einem gewickelten Kopfverband fixiert werden.

Offene Wundflächen bei zweizeitigen Eingriffen können für einige Tage ohne Deckung verbleiben. Auch hier helfen feuchte Verbände bei der Granulation des Wundbettes. Je nach Größe der Wundfläche können antiseptische oder antibiotische Salben zur Infektionsprophylaxe appliziert werden. Die lokale Applikation von Steroiden (z. B. Dexamethason) vermindert drüber hinaus die lokale Entzündungsreaktion und Schwellung.

Nach dem Fadenzug sollte das Transplantat weiterhin mit dexpanthenolhaltiger Salbe feucht gehalten werden, um es geschmeidig zu halten und einer Schrumpfung entgegenzuwirken. Alle freien Hauttransplantate tendieren in der Abheilung zur Schrumpfung und sollten daher schon bei der Rekonstruktion selbst großzügig gewählt werden. Die mechanische Kompression durch einen Druckverband dient ebenso der Schrumpfungsvermeidung und unterstützt gerade freie Hauttransplantate bei der Vaskularisation aus der Tiefe.

Die Fadenentfernung nach tumorchirurgischen Eingriffen und Rekonstruktionen kann nach 5–7 Tagen erfolgen. Lediglich spannungsbelastete Nähte wie z. B. die Lidkantennähte nach einer Keilexzision sollten mit 10–14 Tagen etwas länger belassen werden.

Komplikationen nach tumorchirurgischen und rekonstruktiven Eingriffen der Lider sind je nach Ausmaß der Resektion und Aufwand der Rekonstruktion mannigfaltig und unterschiedlich häufig.

Da auch bestmöglich rekonstruierte Lider nicht in vollem Umfang den natürlichen Lidschlag wiederherstellen können, stehen evaporative Beschwerden wie Fremdkörpergefühl, Augenrötung und Epiphora an erster Stelle der häufigsten Operationsfolgen. Eine konsequente Oberflächenpflege ist auch nach kleineren Tumorexzisionen sinnvoll und sollte je nach Symptomen durchaus dauerhaft post operativ von betroffenen Patienten appliziert werden. Auch ein postoperativer UV-Schutz ist sinnvoll, da UV-Strahlung die Wundheilung beeinträchtigen kann. Nichtsdestotrotz sind unterschiedliche Pigmentierungen in rekonstruiertem Gewebe und insbesondere nach freien Hauttransplantationen nicht selten.

Gerade nach Lidrekonstruktionen steht die Vermeidung und Behandlung von Narben im Vordergrund. Größere Lappenplastiken oder Hauttransplantationen verursachen nicht selten sichtbare Narben, welche sich auch nicht vollständig vermeiden lassen. Bei ausgeprägter Narbenbildung können diese traktiv wirken und ein Narbenektropium verursachen (Kap. 5). Um dies zu vermeiden, ist in erster Linie natürlich die saubere und schichtgerechte Rekonstruktion wichtig und eine richtige Dimensionierung des Lappens oder Transplantates. Alle Defekte sollten daher sorgfältig ausgemessen und angezeichnet werden.

> **Praxistipp** Beim Anzeichnen einer Lappenplastik kann die Lappengröße mit einer ausgezogenen Kompresse getestet und der Schwenkvorgang über der Lappenbasis mit der Kompresse simuliert werden. Hierfür wird die Kompressenspitze in die Spitze des Defektes gelegt und die Kompresse mit dem Daumen über der geplanten Schwenklappenbasis fixiert. Anschließend kann die Kompresse über die Basis an die

Entnahmestelle geschwenkt und die Länge des benötigten Lappens dort markiert werden. Zusammen mit der ausgemessenen Lappenbreite (Zirkel) ergibt sich eine sorgfältig angezeichnete Lappenplastik.

Kommt es dennoch zu störenden oder gar traktiven Narben, sollte die Narbe früh postoperativ mit lokalen Steroiden gegen die Traktionsrichtung massiert werden. Echte, hypertrophe Narben profitieren von einer Behandlung mit Silikonpflastern oder einer Unterspritzung mit Triamcinolon.

Bei Narben induzierten Lidfehlstellungen ist eine Revision manchmal dennoch nicht zu vermeiden. Für eine erfolgreiche Revision sollte diese jedoch nicht zu früh stattfinden. Allgemein wird empfohlen, Revisionen frühestens nach 6 Monaten durchzuführen.

Gleiches gilt für rezidivierende Wunddehiszenzen. Eine Wunddehiszenz sollte zunächst selbstverständlich erneut genäht werden. In manchen Fällen kommt es jedoch, gerade bei kardiovaskulär vorbelasteten Patienten durch eine trophisch gestörte Wundheilung zu rezidivierenden Dehiszenzen. Ist eine Nahtrevision daher mehrfach hintereinander nicht erfolgreich, empfiehlt es sich, die Wunde trotz Dehiszenz zunächst vollständig abheilen zu lassen, bevor die Wunde nach einigen Wochen erneut revidiert wird. Expositionsprobleme des Bulbus können zwischenzeitlich mit intensiver Befeuchtung, Uhrglasverbänden oder Verbandslinsen therapiert werden.

Nicht selten kommt es in Folge einer Lidrekonstruktion zu einer Ptosis auf dem betreffenden Auge, entweder durch horizontale Kürzung des Oberlides oder durch chirurgische Beeinträchtigung des M. levator palpebrae. Diese ist jedoch selten so stark ausgeprägt, dass sie zusätzlich operativ korrigiert werden muss.

Nach Hughes-Plastiken ist eine Oberlid-Retraktion nicht selten, manchmal sogar ein Oberlidentropium. Beides lässt sich jedoch durch eine sorgfältige Operation vermeiden. Zu einer Oberlidretraktion kommt es, wenn der konjunktivale Stiel bei einer Hughes-Plastik nicht hinreichend vom vertikalen Zug durch den Müller-Muskel befreit wird. Der konjunktivale Stiel sollte idealerweise von allen Müller-Muskelfasern befreit werden. Ein Oberlidentropium wiederum ist die Folge einer zu lidkantennahen Entnahme des Tarsokonjunktivaltransplantates. Die subtarsale Inzision am Oberlid sollte bei der Hughes-Plastik maximal 4 mm an die Oberlidkante heranreichen, um ein Oberlidentropium zu vermeiden.

Ist die bulbäre Seite einer Lidrekonstruktion nicht komplett von Schleimhaut bedeckt, kann es zu Verwachsungen zwischen Lid und Bulbus oculi (Symblepharon) kommen. Bis zu einem gewissen Ausmaß können Symblephara toleriert werden, sofern sie weder die Motilität des Bulbus noch den Lidschluss signifikant beeinträchtigen. Verursacht das Symblepharon jedoch Motilitätseinschränkungen mit Diplopie oder einen Lagophthalmus, ist eine Revision mit Narbenlösung und ggf. Schleimhauttransplantation angezeigt. Vor einer Revision sollte jedoch, analog zu anderen induzierten Lidfehlstellungen, möglichst bis zu 6 Monate abgewartet werden, da eine zu frühe Revision wiederum mit höheren Risiken für die Revision einhergeht.

Eine weitere Komplikation stellt eine histologisch gesicherte R1-Resektion bei malignen Tumoren dar. Eine zweizeitige Exzision und Deckung vermeidet dieses Risiko und sollte daher bei Verdacht auf eine maligne Läsion, die nicht sicher makroskopisch abgegrenzt werden kann, bevorzugt gewählt werden. Kommt es dennoch zu einem unvermutet malignen, R1-resezierten Befund, muss zwingend nachreseziert und müssen evtl. durchgeführte Rekonstruktionen geopfert werden, um eine Resektion in toto zu gewährleisten. Nachresektionen sind dann wiederum zwingend zweizeitig, d. h. mit sekundärer Deckung zu planen.

Nach erfolgreicher Tumorresektion und plastischer Deckung muss in einem letzten Schritt die Tumornachsorge gewährleistet sein. Diese unterscheidet sich sehr je nach Tumorentität und Tumorstadium. Hierbei kann sich der okuloplastische Chirurg am einfachsten an den Leitlinien des jeweiligen Tumors orientieren (Weiterführende Literatur). Für periorbitale, R0-resezierte Basalzellkarzinome empfiehlt sich beispielhaft eine Rezidivkontrolle nach 6 Monaten und danach jährliche Kontrollen. Für metastasierende Tumoren muss unbedingt die stadienabhängige Wiederholung der Bildgebung zum Ausschluss von Filiae bedacht werden. Auch hierfür eignet sich am besten die Orientierung an den Leitlinien der jeweiligen Tumorentität.

Literatur (zitiert & weiterführend)

Literaturquellen

Leibovitch I, Selva D (2004) Modified Hughes flap. Division at 7 days. Ophthalmology 111:2164–2167

Weiterführende Literatur

Gniesmer S et al (2023) Diagnose und Therapie der malignen Lidtumoren. Ophthalmologie 2023·120:262–270. https://doi.org/10.1007/s00347-023-01820-w
Herwig-Carl MC et al (2023) Differenzialdiagnosen benigner Lidtumoren bei Kindern und Jugendlichen. Ophthalmologie 2023·120:794–803. https://doi.org/10.1007/s00347-023-01887-5
Hughes WL (1937) A new method for rebuilding a lower lid. Arch Ophthalmol
Leitlinienprogramm Onkologie (Deutsche Krebsgesellschaft, Deutsche Krebshilfe, AWMF): Aktinische Keratose und Plattenepithelkarzinom der Haut, Langversion 2.0, 2022, AWMF-Registernummer: 032/022OL
Lowry JC, Bartley GB, Garrity JA (1997) The role of second-intention healing in periocular reconstruction. Ophthalmic. Plast Reconstr Surg
Rohrbach L (1998) Tumoren des Auges und seiner Adnexe. Schattauer, Stuttgart
S2k-Leitlinie „Basalzellkarzinom" (Aktualisierung 2023), Version 9.0. AWMF-Registernummer 032-021
S3-Leitlinie „Diagnostik, Therapie und Nachsorge des Melanoms". Kurzversion 1.1 – Februar 2013. AWMF-Register-Nummer: 032-024OL
Shafi F et al (2017) Medial canthal defects following tumor excision: to reconstruct or not ro reconstruct? Orbit
Varde MA, Heindl LM, Kakkassery V (2023) Diagnose und Therapie der benignen Lidtumoren. Ophthalmologie 2023·120:240–251. https://doi.org/10.1007/s00347-022-01798-x

Blepharitis, Hordeolum, Chalazion 10

10.1 Funktionelle Anatomie und Pathogenese

Der Tränenfilm des Auges schützt stetig die Augenoberfläche als erste Barriere zur Außenwelt und dient gleichzeitig der Immunabwehr und der Ernährung der Kornea. Der dreischichtig aufgebaute Tränenfilm besteht aus einer wässrigen Phase, die in der Tränendrüse gebildet wird, aber auch aus der Muzinschicht als Tränenfilmbasis und aus der Lipidphase, die den Tränenfilm nach außen vor Verdunstung schützt.

Die sog. Meibomdrüsen, die als Talgdrüsen für die Sekretion der Lipidphase des Tränenfilms verantwortlich sind, sezernieren diese als Sebum palpebrale oder auch Meibum. Zusätzlich sind entlang des Lidrandes apokrine Schweißdrüsen, die sog. Molldrüsen, und holokrine Talgdrüsen, die sog. Zeisdrüsen, verteilt.

Der Lidrand und die Tränengänge des Auges können von unterschiedlichen akuten und chronischen Entzündungsreaktionen betroffen sein. Oft liegt die Ursache der Entzündung dabei in einem dysfunktionalen Sekretstau innerhalb der Meibomdrüsen, teilweise auch mit sekundärer Superinfektion.

Als Blepharitis bezeichnet man allgemein die Entzündung des Lidrandes, die sich fokal begrenzt oder über die gesamte Breite des Augenlides erstrecken kann. Bei einem Hordeolum (Gerstenkorn) handelt es sich um eine fokale, akute Entzündung einer Lidranddrüse. Hierbei kann ein Hordeolum internum, bei Befall einer Meibomdrüse, von einem Hordeolum externum, bei Entzündung der Zilienfollikel mit Moll- und Zeisdrüsen unterschieden werden. Von einem Chalazion (Hagelkorn) dagegen spricht man bei einer chronischen granulomatösen, meist sterilen Entzündung der Meibomdrüse in Folge einer Abflussblockade des Meibums. Allen drei Entitäten ist gemeinsam, dass sich das Augenlid gerötet und geschwollen präsentiert (Lidhyperämie, Lidödem). Übergangsformen zwischen Blepharitis, Hordeolum und Chalazion sind möglich und auch der Übergang eines Hordeolums in ein Chalazion ist nicht selten, sodass eine Differenzierung bei Diagnosestellung häufig schwierig ist und Missverständnisse produzieren kann.

Primär infektiöse Blepharitiden werden häufig durch Staphylokokkus aureus oder Streptokokkus pyogenes hervorgerufen. Aber auch virale Entzündungen mit Herpes simplex sind nicht selten. Hierbei sollte immer auf eine mögliche Keratitis durch Inokulation der Erreger geachtet werden. Weit verbreitet ist bei Blepharitis-Patienten auch eine Besiedlung der Lidkanten mit ilben. Dabei ist die Durchseuchung der Lidkanten jedoch bei Patienten mit einer Blepharitis genauso häufig wie bei symptomfreien Patienten. Dennoch wird Demodex eine Rolle in der Pathogenese der chronischen Blepharitis zugeschrieben.

Jede Form der Sekretionsstörung und jegliche medikamentös, allergisch, immunologisch, toxisch oder herbeigeführte Dysfunktion der Meibomdrüsen kann zu einem Sekretstau führen, der wiederum eine inflammatorische Reaktion hervorrufen kann, die dann in einer Blepharitis, einem Hordeolum oder einem Chalazion münden. Abschn. 10.2 gibt einen Überblick über alle möglichen Ursachen und Zusammenhänge.

Ein Hordeolum wird in über 90 % der Fälle durch eine Infektion mit Staphylococcus aureus hervorgerufen. Andere Erreger umfassen Streptokokken A und B und Propionibacterium acne. Die Infektion kann aus einer unzureichenden Augenhygiene und Umweltreizen resultieren, kann aber auch sekundär zu einer chronischen Blepharitis oder einer Immunschwäche auftreten.

Der Verschluss der Drüsen bei einem Chalazion kann aus einem unphysiologisch viskösen Sekret dieser Drüsen resultieren, wie es bei einer Dysfunktion der Meibomdrüse oder Rosacea der Fall sein kann. Der Verschluss führt zu einer Ansammlung des Sekrets in der Drüse und einer lokalen Schwellung. Risikofaktoren für ein Chalazion umfassen weibliches Geschlecht, ein asiatischer oder lateinamerikanischer ethnischer Hintergrund, Rauchen, nichtokuläre Entzündungen wie Morbus Basedow und chronisch-entzündliche Darmerkrankungen sowie Erkrankungen der periokulären Haut.

10.2 Differenzialdiagnosen

Eine Blepharitis präsentiert sich meist mit unspezifischen Symptomen wie Juckreiz, Brennen, Druckgefühl, Fremdkörpergefühl oder Sekretabsonderung und Krustenbildung am Lidrand. Auch die sichtbare Rötung entlang der Lidkante wird häufig beklagt. Akute Blepharitiden sprechen eher für eine infektiöse Genese, wohingegen chronische Formen nicht selten mit systemischen Erkrankungen in Verbindung stehen.

Differenzialdiagnostisch müssen dann bei der Ursachenabklärung einer Blepharitis multiple systemische Zusammenhänge bedacht werden, die alle einen negativen Einfluss auf die Lidranddrüsenfunktion haben, und so eine Blepharitis auslösen können. Tab. 10.1 gibt einen Überblick über die möglichen Ursachen und die systemischen Risikofaktoren einer Blepharitis.

Eine chronische Blepharitis tritt sehr oft in Verbindung mit Dermatosen auf. Hierbei zählen die Rosazea und die atopische Dermatitis zu den häufigsten assoziierten Hauterkrankungen. Im Zweifelsfall bzw. bei unklaren Haut-

Tab 10.1 Mögliche Ursachen und Risikofaktoren einer Blepharitis

Infektionen	• Staphylokokkus aureus • Staphylokokkus pyogenes (Erysipel, Phlegmone) • Herpes-simplex-Virus (HSV) • Varizella-Zoster-Virus (VZV) • Papillomavirus (HPV)
Parasitosen	• Demodex folliculorum • Pediculosis palpebrarum
Immunologisch	• Diskoider Lupus erythematodes • Stevens-Johnson-Syndrom • Okuläres Pemphigoid • Graft-versus Host-Disease (GvHD)
Endokrinologisch	• Hypo-/Hyperthyreose • Androgenmangel • Menopause/Hormonersatztherapie
Dermatosen	• Neurodermitis/atopische Dermatitis • Rosazea • Psoriasis • seborrhoische Dermatitis • Ichthyosis • Kontaktdermatitis

Tumoren	• Benigne Tumoren
	  ° Papillome
	  ° Aktinische Keratose
	  ° Pyogenes Granulom
	• Maligne Tumoren
	  ° Basalzellkarzinom
	  ° Talgdrüsenkarzinom
	  ° Plattenepithelkarzinom

Traumatisch	• Verbrennungen • Verätzungen • Mechanische Verletzungen

Toxisch	• Medikamente:
	  ° Antiglaukomatosa
	  ° Dupilumab
	  ° Nilotinib

effloreszenzen sollte daher immer ein Dermatologe zur Mitbeurteilung hinzugezogen werden.

Aber auch immunologische Prozesse können eine Blepharitis auslösen und verstärken. Dies gilt beispielsweise für einen diskoiden Lupus erythematodes, für Pemphigoide, aber auch für schwerste Immunerkrankungen wie das Stevens-Johnson-Syndrom oder eine Graft-versus-Host-Reaktion nach Stammzelltransplantation.

Da die Meibomdrüsen hormonell gesteuert sind, können auch endokrinologische Erkrankungen zu einer chronischen Blepharitis führen. Dies gilt vor allem für einen Androgenmangel (auch Behandlung mit Antiandrogenen) sowie die Hypothyreose. Aber auch Östrogen unterdrückt die Talgdrüsensekretion und eine Hormonersatztherapie in der Menopause in einer der Hauptrisikofaktoren für eine Meibomdrüsendysfunktion. Die hormonelle Sensibilität der Meibomdrüsen ist auch der Grund für das gehäufte Auftreten von Chalazien in Pubertät, Menopause und in psychischen Stressphasen.

Beim Hordeolum wird zwischen dem Hordeolum internum und dem Hordeolum externum differenziert. Bei ersterem tritt die Entzündung in den Meibomdrüsen auf, bei letzterem in den Moll- oder den Zeisdrüsen. Typisches Symptom ist die akute, druckdolente Rötung und Verdickung innerhalb des Tarsus (Hordeolum internum) oder direkt an der Lidkante (Hordeolum externum). Die Bezeichnung Gerstenkorn wird auf die Bildung einer eitrigen Kuppe am Lidrand zurückgeführt, welche jedoch nicht zwingend sichtbar sein muss. Chalazien sind im Gegensatz zu Hordeola meist nicht druckdolent.

Im Rahmen der Differenzialdiagnose müssen Chalazien und Hordeola in erster Linie von Malignomen abgegrenzt werden. Vorrangig Talgdrüsenkarzinome aber auch Basalzellkarzinome oder Plattenepithelkarzinome können ein Chalazion oder Hordeolum imitieren. In unklaren Fällen bzw. bei chronisch therapierefraktären Chalazien ist eine Exzision mit Histologie daher immer obligat.

Nasal gelegene Hordeola müssen von einer Canaliculitis unterschieden werden. Symptome und klinisches Bild ähneln sich bei beiden sehr. Jedoch lässt sich bei einer Canaliculitis das purulente und manchmal auch wachsartig dickflüssige Sekret über das Tränenpünktchen exprimieren. Eine Canaliculitis sollte immer kürettiert und antiseptisch gespült werden. Die mikrobiologische Untersuchung zeigt häufig eine Besiedlung mit Aktinomyzeten.

Bei chronischen und häufig rezidivierenden Hordeola und Chalazien sollten wiederum die vielfältigen systemischen Ursachen entsprechend Tab. 10.1 bedacht und eine individuelle und interdisziplinäre Abklärung eingeleitet werden.

▶ **Praxistipp** Jedes therapierefraktäre Chalazion sollte zum Malignitätsausschluss exzidiert und histologisch untersucht werden. Dies gilt ebenso für jede einseitige und therapierefraktäre Blepharitis.

10.3 Untersuchung und Indikationsstellung

Die Untersuchung von Patienten mit Entzündungen der Augenlider umfasst eine komplette augenärztliche Untersuchung inkl. Visus und Augendruck. Besondere Aufmerksamkeit gilt dabei selbstverständlich der Lidkante selbst. Gibt es Ablagerungen entlang der Zilienreihe, wie z. B. die pathognomonischen zylindrischen Kollaretten einer Demodex-Blepharitis? Wie präsentieren sich die Meibomdrüsen-Ausführungsgänge? Lässt sich Meibum exprimieren und welche Konsistenz besitzt es? Das Ektropionieren des Augenlids sollte ebenso nicht vergessen werden, um beispielsweise Riesenpapillen oder narbige Veränderungen eines Pemphigoids nicht zu übersehen. Die Bestimmung der Sehschärfe muss erfolgen, um eine Beeinträchtigung des Visus, z. B. aufgrund sekundärer Hornhautkomplikationen, zu erkennen. Ein sekundärer Astigmatismus ist bei großen Chalazien nicht selten messbar, jedoch meist temporär und nicht korrekturbedürftig. Darüber hinaus sollte die Haut des gesamten Gesichts und ggf. auch andere Hautareale inspiziert werden, um Ver-

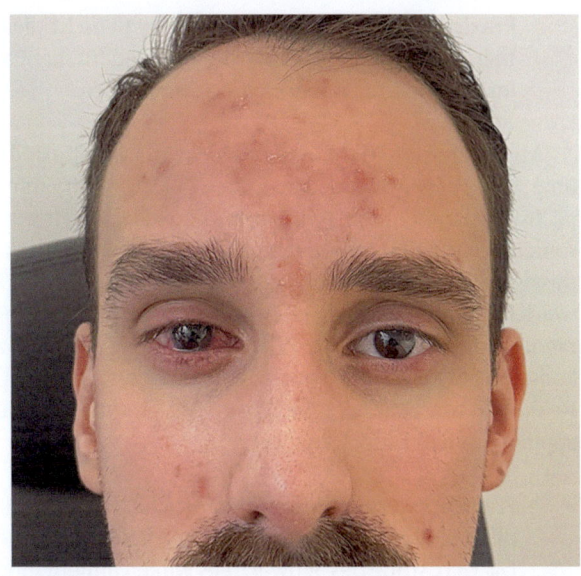

Abb. 10.1 Rosazea: Patient mit akuter rosazeaassoziierter Keratokonjunktivitis. Beachte die typische erythematöse, papulöse Dermatitis auf Stirn und Wangen. (© Keserü/Dulz 2024. All rights reserved)

änderungen einer Rosazea, einer Psoriasis oder einer Neurodermitis zu erkennen (Abb. 10.1).

Die Anamnese beinhaltet Fragen nach Grunderkrankungen, insbesondere Haut- und Autoimmunerkrankungen und auch die Medikamentenanamnese darf nicht außer Acht gelassen werden, da sie auf relevante Grunderkrankungen Hinweise geben kann. Eine chronische Blepharitis kann auch Nebenwirkung einer systemischen Therapie sein. Dies betrifft beispielsweise das Neurodermitismedikament Dupilumab oder den Thyrosinkoinaseinhibitor Nilotinib, welcher bei der Behandlung einer chronisch myeolischen Leukämie zum Einsatz kommt. Noch häufiger ist die dauerhafte Applikation von Antiglaukomatosa als Ursache einer chronischen Blepharitis. Insbesondere benzalkoniumchloridhaltige Augentropfen oder Prostaglandinanaloga stellen einen oft unterschätzten Risikofaktor für die Entwicklung einer sekundären Blepharitis dar. Bei Verdacht auf eine toxische Blepharitis sollte das verdächtigte Medikament, ggf. nach interdisziplinärer Rücksprache mit dem verordnenden Kollegen, abgesetzt oder zumindest pausiert werden, um den Einfluss auf die Blepharitis zu erkennen. Bei einer toxischen Blepharitis aufgrund von Antiglaukomatosa sollte zunächst ein Auslassversuch mit engmaschiger Kontrolle der Augeninnendrucklage unternommen werden, evtl. mit temporärer Verordnung von Azetazolamid. Mit Rücksicht auf das Stadium des Glaukoms können dann alternative drucksenkende Therapien wie z. B. eine Selektive Lasertrabekuloplastik (SLT) oder eine Zyklophotokoagulation oder auch glaukomchirurgische Verfahren in Erwägung gezogen werden.

Bei Verdacht auf eine Demodex-Blepharitis kann der direkte Parasitennachweis durch Epilation einzelner Wimpern und deren direkter Nachweis unter dem Mikroskop sinnvoll sein. Eine Demodex-Blepharitis profitiert dann von einer gezielten Therapie mit Metronidazolexterna oder teebaumölhaltigen Präparaten und einer regelmäßigen Lidrandreinigung.

▶ **Praxistipp** Eine effektive Lidrandhygiene ist die Basis *jeder* Blepharitistherapie. Eine standardisierte Anleitung für ihre Patienten erleichtert die Instruktion und verbessert die Compliance.

Allgemein stellt die Lidrandhygiene die wichtigste Basistherapie in der Behandlung von Blepharitiden dar. Eine effektive Lidrandhygiene beinhaltet dabei zunächst die Applikation von Wärme, entweder durch warme Kompressen oder Infrarotlichtbestrahlung. Hierdurch wird das Talgdrüsensekret der Meibomdrüsen verflüssigt. Danach sollten die Lider mit sanftem Druck in Richtung Lidkante massiert werden, um das verflüssigte Sekret zu exprimieren. Anschließend werden die Lidränder mit einer speziellen Reinigungslotion oder mit Babyshampoo gereinigt. Eine konsequente Lidrandhygiene beschleunigt das Abheilen einer Blepharitis und beugt Rezidiven vor. Hordeola und Chalazien profitieren gleichermaßen von der Wärmeapplikation und Lidrandhygiene.

▶ **Praxistipp** Als antiinflammatorisches Hausmittel insbesondere bei atopischer Blepharitis können Schwarzteeumschläge empfohlen werden. Die Gerbstoffe des Schwarztees wirken antientzündlich und lindern stark gereizte Lidhaut und Juckreiz.

Patienten mit chronischer Blepharitis oder rezidivierenden Chalazien kann darüber hinaus die Therapie mit intensivem, gepulstem Licht (IPL) Linderung verschaffen. Hierfür werden polychrome Lichtimpulse einer Xenon-Blitzlampe in mehreren Sitzungen im Bereich der Unterlider appliziert. Dies führt durch die Wärmeentwicklung ebenso zu einer Verflüssigung des Meibums und darüber hinaus zu einer Verbesserung des Meibomdrüsenstoffwechsels, zur Koagulation pathologischer Blutgefäße und einer Reduktion der Demodexbesiedlung.

Jede akute Entzündung, insbesondere beim Hordeolum, sollte zunächst mit sekretionshemmenden, antiseptischen oder antibiotischen Salben behandelt werden (z. B. Bibrocathol oder Gentamicin). Auch topische Steroide können zusätzlich verordnet werden, um die inflammatorische Reaktion zu reduzieren. Die Beschwerden eines Chalazions klingen hierunter erfahrungsgemäß schneller ab.

Die orale Verabreichung eines Antibiotikums, beispielsweise Cephalosporine der dritten Generation oder Clindamycin, empfiehlt sich bei stark ausgeprägter entzündlicher Reaktion oder bei Verdacht auf eine schwerere, das Lid diffus infiltrierende, phlegmonöse Entzündung.

Das Tetrazyklinantibiotikum Doxycyclin hat darüber hinaus – neben der antibiotischen Wirkung – schon bei niedrigen Plasmaspiegeln einen starken antiinflammatorischen Effekt. Daher kann es insbesondere bei Rosazea in niedriger Dosierung (40 mg tägl.) auch die Blepharitis positiv beeinflussen.

Bei einer eitrig abszedierenden Entzündung kann ein chirurgischer Eingriff oder eine einfache Punktion des Abszesses erforderlich sein, um den Eiter zu drainieren. Hierbei muss jedoch beachtet werden, dass, wie unter Abschn. 10.1 beschrieben, Chalazien eine granulomatöse Entzündung ohne flüssige, purulente Retention sind. Eine Punktion ist in diesen Fällen frustran.

Die Indikation zur Exzision chronischer Chalazien richtet sich in erster Linie nach den Beschwerden der Patienten. Nicht jedes Chalazion muss exzidiert werden und auch nach Monaten ist gerade bei Kindern noch eine Spontanremission möglich. Kleine Chalazien ohne funktionelle Beeinträchtigung des Auges stellen häufig nur eine ästhetische Beeinträchtigung dar.

Dennoch sollten große Chalazien, die durch mechanischen Druck zu einer sekundären Ptosis führen, einen Astigmatismus induzieren oder den funktionellen Lidschlag beeinträchtigen, exzidiert werden. Dies gilt insbesondere bei Kleinkindern aufgrund der resultierenden Amblyopiegefahr. Ebenso zwingend sind Exzisionen zum Malignomausschluss.

10.4 OP-Techniken

Eine Blepharitis erfordert per se keinen chirurgischen Eingriff, sie kann jedoch in Folge einer neoplastischen Veränderung des Auges auftreten. Dies erfordert dann eine histologische Abklärung als inzisionale oder exzisionale Biopsie (Kap. 9).

Die chirurgische Behandlung eines Chalazions kann in einem kleinchirurgischen Setting ohne Mikroskop und gegebenenfalls mit einer Lupenbrillenvergrößerung stattfinden. Nach Desinfektion der Augenlider wird ein Lokalanästhetikum im Bereich der Läsion injiziert. Die Läsion wird anschließend mit einer Chalazionklemme fixiert. Dies ermöglicht das Ektropionieren des Augenlids und schafft gleichzeitig eine Blutleere im Bereich der Inzision. Das macht den Einsatz eines Kauters zur Blutstillung meist überflüssig. Danach wird von der tarsalen Seite des Lides das Chalazion mit einem Skalpell (11er-Klinge) senkrecht zur Lidkante inzidiert. Hierbei sollte ein Sicherheitsabstand von 2 mm zur Lidkante gewahrt werden, um später sichtbare Kerben in der Lidkante zu vermeiden. Meist entleert sich nach der Inzision bereits reichlich lipogranulomatöses Gewebe. Dieses wird mit einem scharfen Löffel möglichst vollständig kürettiert (Abb. 10.2). Im Anschluss können Reste der Chalazionkapsel mit einer feinen Schere exzidiert werden. Hierbei muss jedoch darauf geachtet werden, nicht zu viel Tarsusgewebe zu resezieren. Kürettat und Exzidat werden für die histopathologische Untersuchung in Formalin konserviert. Die Chalazionklemme kann daraufhin entfernt werden. Ohne Hämostase blutet die Inzision zunächst etwas, weshalb sich neben der Applikation einer antibiotischen Augensalbe zum Abschluss des Eingriffes auch ein Druckverband empfiehlt. Die Blutung sistiert bei Gerinnungsgesunden jedoch in der Regel innerhalb weniger Minuten. Eine Naht ist bei der tarsalen Inzision nicht erforderlich.

Bei deutlich subkutan gelegenen oder schon spontan perforierten, externen Chalazien kann es sinnvoll sein, die Inzision kutan zu wählen, um den nicht krankhaft veränderten Tarsus zu schonen. Die Verwendung einer Chalazionklemme ist hierbei ebenso sinnvoll. Dann sollte die Inzision jedoch lidkantenparallel, entlang der Hautspannungslinien, erfolgen und am Ende mit einer Einzelknopfnaht adaptiert werden.

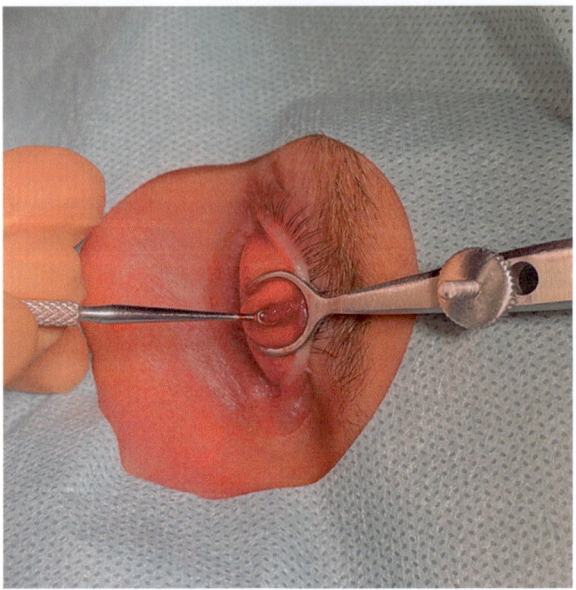

Abb. 10.2 Kürettage eines Chalazions. (© Keserü/Dulz 2024. All rights reserved)

▶ **Praxistipp** Kleinere Chalazien sind manchmal nach der Infiltration mit Lokalanästhesie nur noch schwer abzugrenzen. Die Markierung der Läsion mit einem Stift noch vor der Injektion des Lokalanästhetikums erleichtert das Lokalisieren der Läsion und eine zielsichere Inzision.

10.5 Nachsorge und Komplikationsmanagement

Komplikationen nach einer Chalazionexzision sind insgesamt selten. Nachblutungen können bei Verzicht auf eine aktive Blutstillung postoperativ auftreten, sind jedoch meist mild und betreffen hauptsächlich Patienten unter gerinnungshemmenden Medikamenten. Die subtarsale Inzision verheilt in der Regel rasch und bereitet nur gelegentlich Fremdkörpergefühl in den ersten postoperativen Tagen. Die Verordnung einer topisch antibiotischen Augensalbe schützt die Inzision vor einer postoperativen Infektion und hilft der Inzisionswunde, möglichst glatt abzuheilen. Hinsichtlich der postoperativen Narbe ist lediglich Vorsicht geboten bei Patienten, deren klinisches Bild auf ein okuläres Schleimhautpemphigoid hindeutet. Dann sollten chirurgische Eingriffe an der Augenschleimhaut generell soweit möglich vermieden werden, um eine Exazerbation des Pemphigoids zu vermeiden.

Chalazionreste können auch nach einer Exzision persistieren, insbesondere, wenn unzureichend kürettiert oder Reste der Chalazionkapsel bei der primären Exzision verbleiben. Revisionen sollten jedoch nicht zu rasch und nur bei deutlichen Resten der ursprünglichen Läsion durchgeführt werden.

Wird die Inzision zu nah an der Lidkante gesetzt, können kleinere Kerben in der Lidkante entstehen, die jedoch meist keine funktionelle Beeinträchtigung darstellen. Zur Korrektur einer Kerbe der Lidkante kann diese keilförmig exzidiert und wie eine Keilexzision readaptiert werden (Abschn. 9.2).

Die routinemäßige Nachsorge nach einer Chalazionexzision umfasst lokale Kühlung zur Bekämpfung der Schwellung in den ersten 48 h sowie eine topische Antibiose für 5–7 Tage.

Literatur

Weiterführende Literatur

Amescua G et al. Blepharitis preferred practice pattern. Ophthalmology 126(1):P56–P93
Duncan K, Jeng BH (2015) Medical management of blepharitis. Curr Opin Ophthalmol 26(4):289–294
Nemet AY, Vinker S, Kaisermann I (2011) Associated morbidity of blepharitis. Ophthalmology 118:1062–1068
S2k-Leitlinie (2022) „Rosazea" (AWMF-Registernr. 013-065)

Teil III
Ästhetische Lidchirurgie

Oberlidblepharoplastik

11

Der ästhetische und funktionelle Wunsch nach der Entfernung von überschüssiger Oberlidhaut (Dermatochalasis) wird häufig geäußert, um einem durch involutive Prozesse der periorbitalen Region entstehenden „müden" und „gealterten" Blick entgegenzuwirken. Die Oberlidblepharoplastik ist daher eine der häufigsten Eingriffe in der ästhetischen Medizin. Das traditionelle Verständnis einer Oberlidblepharoplastik beruht auf der Resektion von Haut und der Entfernung von prolabiertem Fettgewebe. Die moderne ästhetische Lidchirurgie ist hierbei jedoch deutlich differenzierter und fokussiert sich vorrangig auf die verjüngende Konturierung des Oberlides mit dem Erhalt von Fettgewebe und Volumen.

Mithilfe der Kombination von zusätzlichen chirurgischen Verfahren wie zum Beispiel einer Ptosiskorrektur oder einer Brauenpexie, aber auch nicht-chirurgischen Maßnahmen wie zum Beispiel Botulinumtoxin, können zusätzliche ästhetische Aspekte der periorbitalen Region adressiert werden.

Unabhängig von der individuellen operativen Strategie ist die Berücksichtigung und realistische Einschätzung der Erwartungshaltung des Patienten die Grundvoraussetzung für ein erfolgreiches Ergebnis und Patientenzufriedenheit (Abb. 11.1).

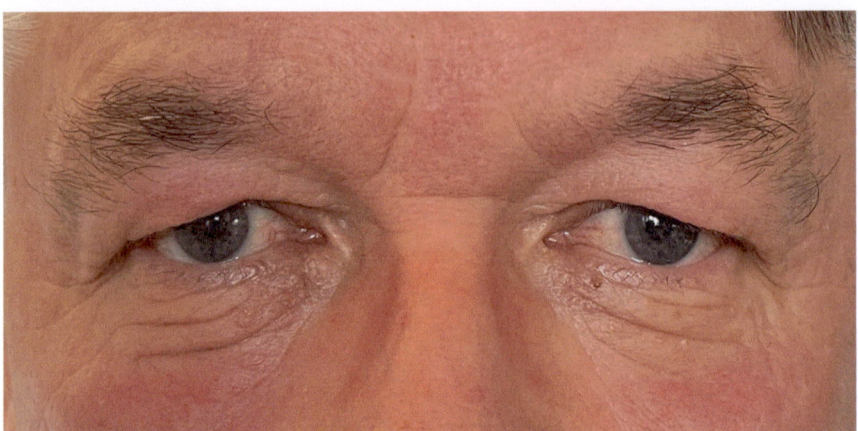

Abb. 11.1 Oberliddermatochalasis mit lateral betonter Brauenptosis und lateralem Hooding. (© Keserü und Dulz 2024. All rights reserved)

11.1 Funktionelle Anatomie und Pathogenese

Die anatomischen Kenntnisse des Oberlides, aber auch der Augenbraue und deren involutive Veränderungen durch den Alterungsprozess sind die Grundlage für eine erfolgreiche Operation. Im Vordergrund steht dabei eine Atrophie des stabilisierenden Bindegewebes sowie eine Elastose der Haut, wodurch es zu einem Hautüberschuss oberhalb der Lidfurche kommt. Außerdem bewirken Alterung und Schwerkraft eine Absenkung des periorbitalen Gewebes, am Oberlid vornehmlich der Braue mit darunterliegendem Fettpolster (Brauenptosis). Dies wiederum führt zu mechanischer Last auf das Oberlid und zu einer Verstärkung der Dermatochalasis. Darüber hinaus wird das Septum orbitale involutiv geschwächt und es kommt zu einem Prolaps orbitalen Fettgewebes und zeitweise sogar der Tränendrüse in das Oberlid. Dies hat zur Folge, dass das Oberlid übermäßig voluminös und permanent geschwollen wirkt (Abb. 11.2).

Die moderne, okuloplastische Sicht auf ein jugendlich konfiguriertes Oberlid betrachtet die folgenden Aspekte:

1. Einen gleichmäßigen konvexer Übergang von der Braue auf das Oberlid, welcher nasal etwas konkaver wird.
2. Eine fein abgezeichnete Lidfurche und eine symmetrische Sichtbarkeit des prätarsalen Oberlides (sog. „tarsal platform show", TPS).
3. Die periokuläre Haut besitzt eine glatte Textur ohne Falten.

Die Lidfurche, welche die Insertion des M. levator palpebrae in die prätarsale Oberlidhaut darstellt, liegt bei Frauen normalerweise in ca. 8–9 mm und bei Männern in 7–8 mm Distanz zur Lidkante. Patienten asiatischer Herkunft weisen, sofern eine Lidfurche überhaupt vorliegt, eine höhere Variabilität der Lidfurchenposition auf.

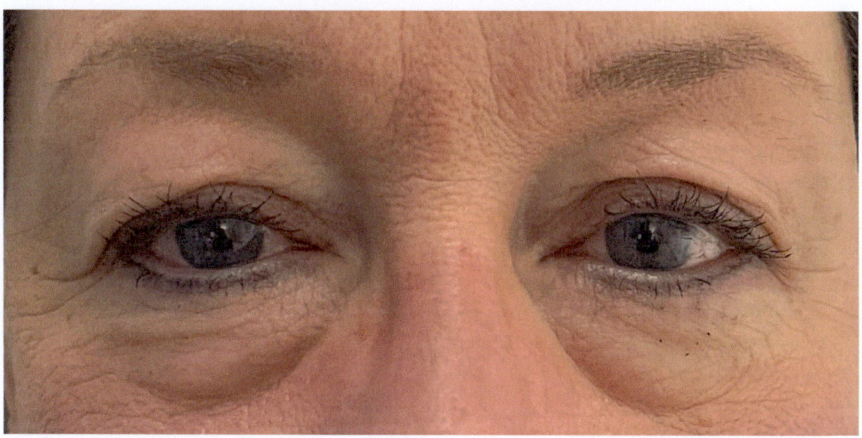

Abb. 11.2 Oberliddermatochalasis mit sichtbarem Fettprolaps ins Oberlid. Die rechts lateral betonte Schwellung lässt einen Tränendrüsenprolaps vermuten. (© Keserü und Dulz 2024. All rights reserved)

Das Verhältnis der vertikalen Strecke zwischen Braue und Lidfurche kann mit dem "tarsal platform show" ins Verhältnis gesetzt werden.

Involutive Alterungsprozesse bewirken auf unterschiedlichen Ebenen der periorbitalen Region:

1. Dermatochalasis mit verringertem "tarsal platform show" und störend aufliegender Haut auf der Zilienreihe. Zunehmender Scheuklappeneffekt lateral
2. Brauenptosis – lateral betont oder generalisiert
3. Volumenveränderungen – zentraler oder nasaler Fettprolaps, bei Atrophie tiefer Oberlidsulcus.
4. Tränendrüsenprolaps mit lateraler Oberlidschwellung
5. Elastose der Haut, Zunahme der Hautelastizität und Entstehung von feinen Falten

11.2 Untersuchung, Indikationsstellung und Differenzialdiagnose

Die Blepharoplastik des Oberlides ist in den meisten Fällen ein ästhetischer Eingriff. Nichtsdestotrotz kann eine ausgeprägte Dermatochalasis funktionelle Beeinträchtigungen hervorrufen, welche eine Oberlidblepharoplastik auch medizinisch sinnvoll machen.

Dies betrifft in erster Linie Gesichtsfeldeinschränkungen durch die entstehende Hautschürze. Die Leitlinie der Sektion okuloplastische Chirurgie der Deutschen Ophthalmologischen Gesellschaft sieht eine Einschränkung des Gesichtsfeldes auf weniger als 20° superior als medizinische Indikation für eine Oberlidblepharoplastik an. Bei Verdacht auf eine Gesichtsfeldeinschränkung sollte der Gesichtsfeldbefund durch Untersuchung der Außengrenzen mittels kinetischer Goldmann-Perimetrie dokumentiert werden.

Aber auch chronische Hautekzeme (Intertrigo) in der Lidfurche können von der Durchführung einer Blepharoplastik medizinisch profitieren.

Im Vorfeld des Eingriffes sollten einige grundlegende ophthalmologische Befunde erhoben und einige Begleitpathologien ausgeschlossen werden:

1. Blepharitis
2. Trockenes Auge
3. Okulare und orbital Entzündungen, welche mit Oberlidschwellung einhergehen (Endokrine Orbitopathie, Dacryoadenitis, echte Blepharochalasis)
4. Augenlidptosis
5. Augenbrauenptosis
6. Reduzierter Blinzelreflex

Die genannten Pathologien sollten im Vorfeld oder in Kombination mit der Oberlidblepharoplastik behandelt werden, um zufriedenstellende Ergebnisse zu erreichen und postoperative Probleme zu vermeiden.

Blepharitis und Sicca sollten hinreichend antherapiert sein, um eine Exazerbatio postoperativ zu vermeiden. Eine Ptosiskorrektur, wie in Kap. 6 darstellt, kann gut mit einer Blepharoplastik kombiniert werden. Ebenso kombinierbar ist die Blepharoplastik mit einer Brauenpexie (s. unten).

Gesonderte Betrachtung verdient die „echte" Blepharochalasis, da der Begriff häufig fälschlicherweise synonym mit der Dermatochalasis verwendet wird. Die Blepharochalasis bezeichnet jedoch ein eigenständiges Krankheitsbild mit rezidivierenden, schmerzlosen Lidödemen, welche typischerweise im frühen Jugendalter beginnen und über Jahre zu einer Verdünnung der Lidhaut, Überdehnbarkeit der Lider und Atrophie führen. Das Blepharochalasis-Syndrom führt nicht selten zu einer aponeurotischen Ptosis.

11.3 OP-Techniken

Es gibt keine standardisierte und allgemeingültige operative Technik für die Oberlidblepharoplastik. Jeder ästhetische Eingriff sollte individuell die ästhetisch störenden Aspekte adressieren, die im Patientengespräch identifiziert wurden.

Nichtdestotrotz sind beim ersten Schritt der OP, der präoperativen Markierung, einige generell gültige Aspekte zu berücksichtigen (Abb. 11.3):

1. Einzeichnen im Sitzen berücksichtigt die Schwerkraft und die Position der Augenbraue
2. Beim Anheben der Augenbraue stellt sich in den meisten Fällen die natürliche Falte dar, welche als untere Inzisionsgrenze markiert werden sollte.
3. Eine weit nach kranial gewanderte oder verstrichene Lidfurche deuten auf eine begleitende Ptosis hin.

11.3 OP-Techniken

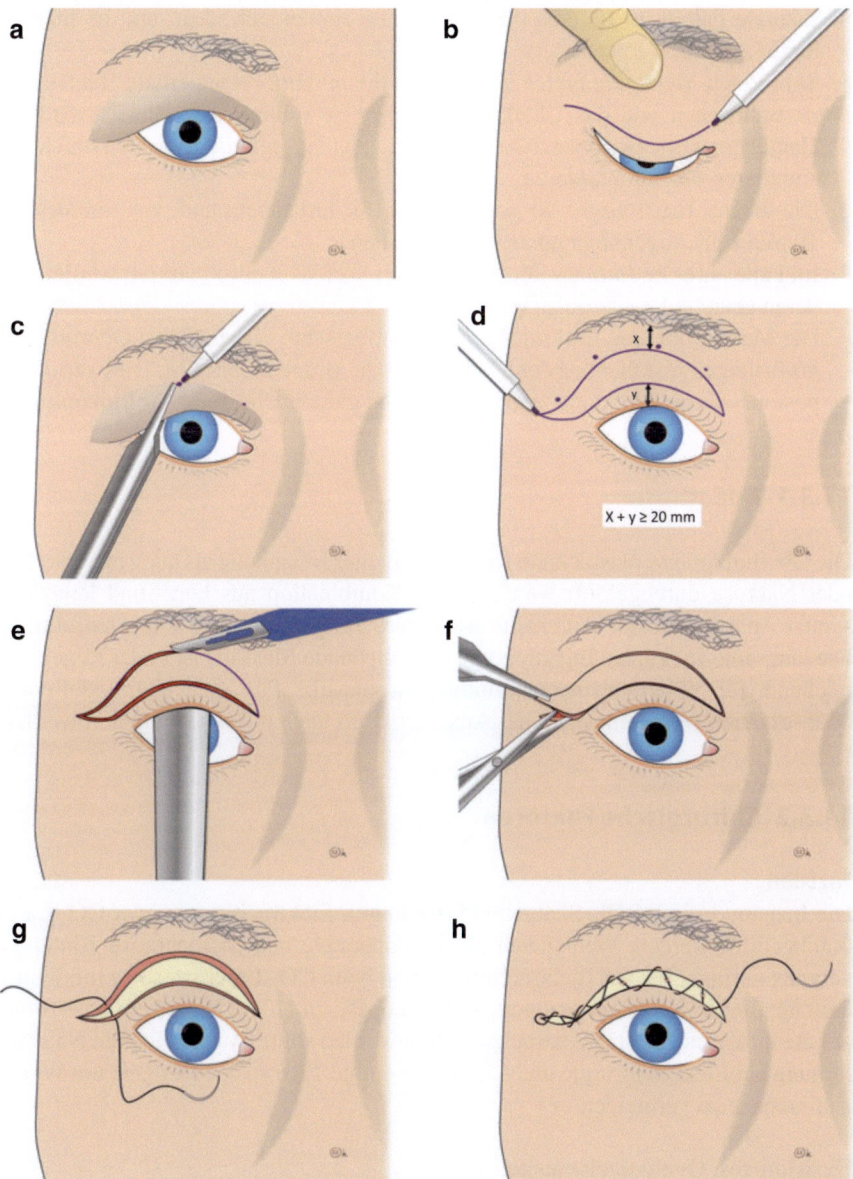

Abb. 11.3 a–h Schematische Darstellung der Blepharoplastik. **a** Lateral betonte Dermatochalasis, **b** Lidfurchenmarkierung, **c** Skin Pinch und Markierung der superioren Resektionsränder, **d** komplettes Einzeichnen der zu exzidierenden Haut, **e** Inzision der Markierung mit einem 15-0 Skalpell, **f** Exzision der Haut mit der Stevens Schere, **g/h** Adaptation der Wunde mittels fortlaufender, nicht resorbierbarer Hautnaht (Quelle: Thaller 2023)

4. Laterale Falten im Bereich der Krähenfüße eignen sich ideal, um die Inzision hierin auslaufen zu lassen.
5. Skin Pinch Methoden bieten sich an, um die maximal resezierbare Hautstrecke zu bestimmen und das Überkorrekturrisiko zu minimieren. Hierfür wird der Hautüberschuss zwischen zwei Pinzetten gehalten, um die Exzisionsstrecke zu simulieren und zu markieren.
6. Die obere Inzisionsgrenze sollte einen Sicherheitsabstand von mindestens 10 mm zum Augenbrauenunterrand einhalten.
7. Im Falle eines Fettprolaps können diese im Vorfeld ebenso markiert werden, um deren gezielte Resektion zu erleichtern.
8. Die Markierung und Entfernung von Hautüberschuss im lateralen Oberlid kann großzügiger ausfallen, da der Übergang in die Braue mobiler ist. Dies vermeidet postoperatives „Hooding" und schafft einen glatten Übergang der Lidkontur.

11.3.1 Anästhesie

Die Oberlidblepharoplastik kann sowohl in lokaler Betäubung als auch in Sedierung oder Narkose durchgeführt werden. Eine Kombination aus kurz- und langwirksamen Anästhetika mit Adrenalin erleichtert die perioperative Patientenführung. Die langsame subkutane Injektion und anschließende Massage ist in der Regel ausreichend für eine sichere Oberlidblepharoplastik. Für eine Fettmodulierung oder -exzision sollte ein Anteil des Anästhetikums auch postseptal injiziert werden.

11.3.2 Chirurgische Faktoren

Inzision
Die Inzision kann mittels Skalpell (15er-Klinge), Elektrochirurgie oder CO_2-Laser durchgeführt werden. Wenngleich die intraoperative und postoperative Blutungsneigung geringer bei der Elektrochirurgie und beim CO_2-Laser ist, so ist die Wundheilung allerdings etwas verzögert, sodass bei Patienten mit Wundheilungsstörung auf die klassische Methode zurückgegriffen werden sollte. Auch sollte die Nahtentfernung bei Elektrochirurgie und CO_2-Laser einige Tage später erfolgen, um Wunddehiszenzen zu vermeiden.

Exzision von Orbicularismuskel
Die Entfernung von Anteilen des Orbicularismuskel ist abhängig vom Alter des Patienten und von der Zielsetzung des Eingriffes.

In der modernen Lidchirurgie wird größtenteils auf eine Exzision von Orbicularis verzichtet. Nichtsdestotrotz kann die gezielte Orbicularisresektion zur Betonung der Lidfurche aber auch zum Debulking von vollen Oberlidern genutzt werden. Grundsätzlich sollte auf die Exzision von Orbicularisanteilen bei Patienten mit geringem Lidvolumen und reduziertem Blinzelreflex sowie trockenen Augen verzichtet werden.

Modifikation der Oberlidfettpolster
Eine Vielzahl von chirurgischen Möglichkeiten offenbaren sich im Rahmen der Modulation von Volumen im Bereich der Oberlider.

Eine Exzision des prolabierten nasalen Fettpolsters ist eine der häufigsten zusätzlichen Maßnahmen im Rahmen der Oberlidblepharoplastik und kann mittels einer kleinen Eröffnung des nasalen Septums durchgeführt werden. Hierbei sollten allerdings auf eine zu exzessive Exzision verzichtet werden, da sich ansonsten eine ästhetisch negative Hohlheit der nasalen Oberlider darstellt. Aufgrund einer guten Durchblutung des nasalen Fettpolsters sollte zwingend eine Verödung der Exzisionsstelle durchgeführt werden.

Ein Erhalt von Fettgewebe wird in der ästhetischen Lidchirurgie zunehmend propagiert.

Die Mobilisierung des orbitalen Fettgewebes und gestielte Transpositionierung bzw. auch freie Transplantation sind mögliche Optionen um das Volumen des zentralen und lateralen Oberlides zu erhalten. In Fällen mit tiefem Oberlidsulkus kann sogar die Augmentation der Oberlider sinnvoll sein. Dies kann durch autologen Fetttransfer stattfinden. Hierfür wird autolog entnommenes Fett postseptal an den Arcus marginalis superior und in die superiore Orbita injiziert.

Augenbrauenposition und Brauenpexie
Sofern im Rahmen der Alterung eine kombinierte Augenbrauenptosis vorliegt, kann im Rahmen der Blepharoplastik eine interne Brauenpexie eine dezente Brauenhebung von bis zu 2 mm erzielen. Hierbei wird nach der Hautexzision der Arcus marginalis freipräpariert und das Brauenfettpolster mobilisiert. Anschließend wird das Brauenfettpolster ab interno mit einer Naht angeschlungen und am Periost ca. 5 mm oberhalb der Orbitakante in der gewünscht Position fixiert. Neben einer dezenten Hebung führt dies zu einer Kompression des Fettpolsters und konvexere Kontur des Brauen-Lid-Übergangs.

Wird eine noch stärkere Hebung der Braue nötig, muss auf ein direktes Brauenlifting, indirektes Brauenlifting oder ein Stirnlifting ausgewichen werden.

▶ **Praxistipp** Wird eine Blepharoplastik mit einer internen Brauenpexie kombiniert, sollte lateral nicht zu viel Haut reseziert werden, um zu viel vertikale Spannung zu vermeiden. Es empfiehlt sich zunächst eine leichte Unterdosierung der Blepharoplastik, die nach dem Knoten der Brauenpexie an die Brauenstellung angepasst werden kann.

11.3.3 Nichtchirurgische Therapien

Eine Therapie mit Botulinumtoxin kann als Alternative zur brauenchirurgischen Eingriffen zur Verbesserung der Augenbrauenposition eingesetzt werden. Dabei sollte allerdings dringend von der intraoperativen Applikation von Botulinumtoxin abgesehen werden, da aufgrund des postoperativen Ödems und somit unkontrollierter Diffusion des Wirkstoffs der Wirkort des Toxins nicht exakt antizipiert werden kann. Für ein Botox-Brauenlift wird das Botulinumtoxin zur Blockade der Brauendepressoren genutzt, d. h. medial in M. corrugator supercilii und M. procerus und lateral in M. orbicularis oculi (jeweils 1,25–2,5 Allergan-Einheiten).

Hyaluronhaltige Filler haben in den vergangenen Jahren deutlich an Popularität gewonnen, wenngleich die Oberlidregion keine empfehlenswerte Lokalisation für Filler darstellt. Zur Verbesserung der lateralen Augenbrauenposition, aber auch zur Verbesserung der Oberlidkontur bei atrophem Oberlidsulcus ist nur in Ausnahmefällen die vorsichtige Applikation von Fillern möglich.

11.4 Komplikationsmanagement und Nachsorge

trockene Augen

Die häufigste und gleichzeitig unterschätzteste Nebenwirkung einer Oberlidblepharoplastik sind verstärkte Sicca-Beschwerden in der Folge des Eingriffs. Insbesondere in den ersten Tagen nach dem Eingriff ist der Lidschlag durch die Inzision, die Schwellung und das Hämatom reduziert. Auch ohne eine Überdosierung der Blepharoplastik können hieraus Expositionsbeschwerden entstehen wie Epiphora, Rötung, Brennen, Fremdkörpergefühl und bis hin zu einer Expositionskeratitis führen. Das Risiko besteht insbesondere bei schon präoperativ diagnostizierter Sicca oder bei Begleitpathologien wie beispielsweise einer Fazialisparese.

Daher ist eine konsequente Oberflächenpflege in den ersten Tagen nach Blepharoplastik obligat. Patienten sollten schon präoperativ auf den Zusammenhang zwischen Lidstraffung und Sicca-Symptomen sowie auf mögliche Gegenmaßnahmen hingewiesen werden.

Blutungen

Periokuläre Blutungen sind nach stattgehabter Blepharoplastik nicht selten, allerdings stellt lediglich das Retrobulbärhämatom als orbitales Kompartment-Syndrom eine visusbedrohliche Komplikation dar. Hierbei kommt es durch einen Druckaufbau innerhalb der knöchernen Begrenzung der Orbita zu starken Schmerzen, Übelkeit, Exophthalmus und Visusverlust. Diese Patienten benötigt eine sofortige chirurgische Intervention in Form einer lateralen Kanthotomie und Eröffnung aller Nähte zur Drainage der Blutung. Hauptrisikofaktoren für ein Retrobulbärhämatom sind ein arterieller Hypertonus und eine Dauertherapie mit Antikoagulanzien oder Thrombozytenaggregationshemmern.

Infektionen

Postoperative Wundinfektionen sind glücklicherweise selten und dann meist durch Keime der Hautflora verursacht. Infektionen betreffen nur etwa 0,2–0,4 % aller Blepharoplastiken. Insbesondere Diabetiker und Patienten mit reduziertem Immunstatus sind hiervon betroffen. Eine perioperative Single-Shot-Antibiose, z. B. mit einem Cephalosporin, kann bei gefährdeten Patienten erwogen werden.

Narben

Störende Narben nach Oberlidblepharoplastik sind selten und können in erster Linie durch eine saubere und spannungsfreie Hautnaht vermieden werden. Prominente Narben profitieren von einer Massage und topischen Steroiden. Lediglich Narben im medialen Bereich des Oberlides können manchmal eine ästhetisch störende Falte verursachen („nasal webbing"). Ursache hierfür ist meist eine zu weit nach medial geführte Lidfurcheninzision. Die Lidfurcheninzision sollte daher nicht weiter nasal als das obere Tränenpünktchen erfolgen.

Kommt es dennoch zu einer solchen Narbenfalte, kann eine Revision mit Z-Plastik den Narbenzug entspannen.

Ptosis

Eine postoperative Ptosis ist am häufigsten eine schon im Vorfeld bestehende und insuffizient berücksichtigte Ptosis. Aber auch eine sekundäre Ptosis durch iatrogene Verletzung der Levatoraponeurose ist möglich. Kommt es nach Blepharoplastik zu einer sekundären Ptosis, ist eine Revision mit Levatorvorlagerung sinnvoll. Im Rahmen dieser Revision sollte dann keine zusätzliche Hautexzision erfolgen.

Lagophthalmus

Die exzessive Exzision von Haut und Orbicularismuskel kann einen postoperativen Lagophthalmus verursachen. Die wichtigste Maßnahme zur Vermeidung dessen ist das sorgfältige präoperative Anzeichnen und eine Berücksichtigung der bereits in Abschn. 11.3 geschilderten Sicherheitsmaße. Kommt es dennoch zu einem postoperativen Lagophthalmus, stehen zunächst konservative Maßnahmen mit befeuchtenden Augentropfen und Salben zur Verringerung der Expositionsbeschwerden im Vordergrund. Falls erforderlich, können die Lider zur Nacht abgeklebt werden oder zusätzlich mit Uhrglasverbänden geschützt werden. Bei zu schweren Folgen des Lagophthalmus und konservativ nicht kontrollierbaren Beschwerden muss eine Revision mit Verlängerung der Hautlamelle, in der Regel mittels freier Hauttransplantation, erfolgen. Die Techniken entsprechen dabei den in Kap. 9 beschriebenen Rekonstruktionen.

Generell sollte eine solche Revision jedoch nicht zu früh durchgeführt und nach Möglichkeit mindestens 6 Monate ab Primäreingriff aufgeschoben werden, um die Einheilung des Hauttransplantates zu erleichtern.

Asymmetrien

Ziel einer Blepharoplastik ist selbstverständlich immer ein möglichst symmetrisches Ergebnis. Nichtsdestotrotz sind kleinere Asymmetrien nicht selten und häufig einer generellen Asymmetrie der individuellen Gesichtsphysiognomie geschuldet. Insbesondere die Brauenstellung ist durch Kompensation einer Dermatochalasis häufig asymmetrisch angehoben und wird sich nach einer Blepharoplastik durch Entspannung der Kompensation leicht senken. Eine gute präoperative Fotodokumentation hilft, postoperative Klagen über Asymmetrien gemeinsam mit dem Patienten in den richtigen Kontext des präoperativen Befundes zu rücken.

Revisionschirurgische Anpassungen sollten nur bei deutlichen Asymmetrien und frühestens 6 Monate nach dem Primäreingriff erwogen werden.

Volumenverlust des Oberlides
Eine zu aggressive Resektion von Fett und Orbikularisgewebe führt zu einem vertieften Oberlidsulkus, was nicht mit einem verjüngenden Effekt, sondern im Gegenteil mit einem müderen und gealterten Ausdruck einhergeht. Eine chirurgische Verbesserung dieses Volumenmangels kann durch autologe Fetttransplantation oder Filler entlang des Arcus marginalis erfolgen.

Literatur (zitiert & weiterführend)

Literaturquellen

Thaller V (2023) Dermatochalasis and Blepharoplasty. In: Eyelid surgery. Springer, Cham. https://doi.org/10.1007/978-3-031-31527-5_11

Weiterführende Literatur

Drolet BC, Sullivan PK (2014) Evidence-based medicine: blepharoplasty. Plast Reconstr Surg 133:1195–1205
Klingenstein A, Hintschich C (2018) Update Oberlidblepharoplastik. Ophthalmologe 115:266–274
Massry GG, Murphy MR, Azizzadeh B et al (Hrsg) (2011) Master techniques in blepharoplasty and perior-bital rejuvenation. Springer-Verlag, New York. https://www.springer.com/gp/book/9781461400660
Naik MN, Honavar SG, Das S, Desai S, Dhepe N (2009) Blepharoplasty: an overview. J Cutan Aesthet Surg 2:6–11

Unterlidblepharoplastik 12

Involutive Alterungsprozesse im Unterlid führen zu unterschiedlichen kosmetischen Veränderungen, die von Patienten als kosmetisch störend empfunden werden können. In erster Linie ist es die Aufgabe des ästhetischen Lidchirurgen, diese Veränderungen im gemeinsamen Gespräch mit dem Patienten zu identifizieren, um dann die ästhetisch chirurgischen Möglichkeiten aufzuzeigen. In der alltäglichen Praxis eignet sich hierfür am einfachsten ein Handspiegel, über den der Patient oder die Patientin die kosmetisch störenden Veränderungen direkt zeigen kann. Alternativ kann auch die Fotodokumentation auf Smartphone oder Tablet hierzu herangezogen werden.

Sind die kosmetisch störenden Aspekte identifiziert, müssen sie zur Operationsplanung dem ursächlichen anatomischen Korrelat zugeordnet werden.

12.1 Funktionelle Anatomie und Pathogenese

Alle Altersveränderungen im Lid sind grundsätzlich involutiv und durch eine altersbedingte Erschlaffung des Bindegewebes ausgelöst, beziehen sich jedoch auf unterschiedliche anatomische Strukturen im Unterlid und verursachen hierdurch verschiedene kosmetische Einschränkungen.

Die Involution des orbitalen Septums führt zu einer Schwächung dessen und in der Folge des geschwächten Septums zu einem Prolaps orbitalen Fettgewebes in das Unterlid. Hierdurch wölbt sich die Unterlidhaut über der Orbitakante nach außen und die knöcherne Orbitakante zeichnet sich auf Höhe des orbitomalaren Übergangs deutlich ab. Häufig sind sogar die einzelnen Fettkompartimente durch das anatomisch trennende Lockwood-Ligament innerhalb des Fettprolapses zu erkennen (Abb. 12.1). Eine zusätzliche Hypertrophie des orbitalen Fettgewebes durch eine endokrine Orbitopathie ist möglich und sollte gerade bei jungen Patienten mit deutlichem Fettprolaps bedacht und in der Anamnese nach Schilddrüsenerkrankungen gefragt werden.

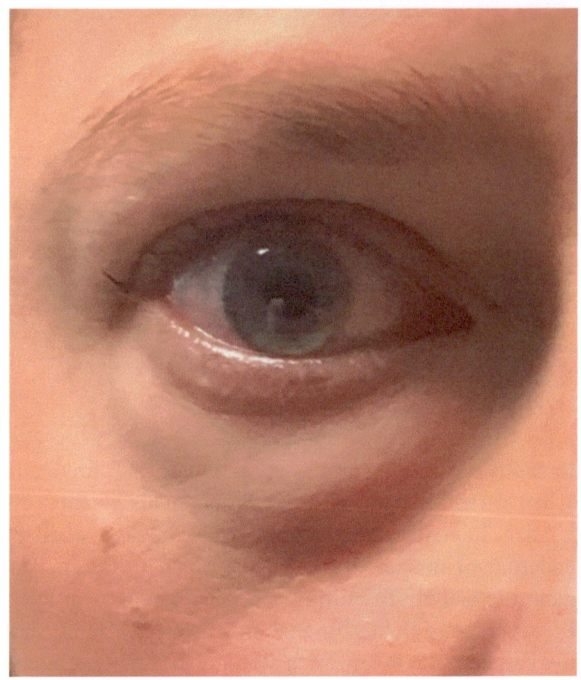

Abb. 12.1 Unterlidfettprolaps mit deutlich sichtbarer Trennung zwischen den Fettkompartimenten. (© Keserü und Dulz 2024. All rights reserved)

Die Involution des Mittelgesichts führt mit der Zeit zu einem Absinken der gesamten Wangenregion und des malaren Fettpolsters. Dies bewirkt eine zunehmende optische Trennung zwischen Unterlid und Wange. Der jugendliche, kontinuierliche Übergang zwischen Unterlid und Wange geht mit der Zeit verloren und es entsteht die kosmetisch störende und durch das orbitomalare Ligament zusätzlich verstärkte optische Separation von Unterlid und Malarregion. Diese unschöne Furche entlang des unteren Orbitarandes wird als Tränenrinne oder englisch „tear trough" bezeichnet. Durch den Schatten entlang der Tränenrinne entsteht darüber hinaus der Eindruck von dunklen Augenringen und müden Augen, welche auch häufig primär von Patientinnen als Hauptproblem angesprochen werden.

Die Involution der Kutis in Verbindung mit dem gravitativen Absinken des Mittelgesichtes führt zu einem, mit dem Alter zunehmenden, Hautüberschuss mit störenden Hautfalten über die gesamte Breite des Unterlides. Hierbei können verschiedene Schweregrade und verschiedene anatomische Teile der Unterliddermatochalasis unterschieden werden. Bei leichter Ausprägung betrifft die Dermatochalasis lediglich die palpebrale Haut mit Hautüberschuss, Faltenbildung und ggf. Pigmentstörungen. In schweren Fällen bilden sich girlandenförmige Festoons mit überlappenden Hautfalten über die orbitomalare Furche hinaus, welche nicht selten auch mit chronischen Ödemen einhergehen (Abb. 12.2).

Darüber hinaus kommt es in der Folge einer lebenslangen Einwirkung von UV-Strahlung auf die Haut zu einer solaren Elastose mit Degeneration der kollagenen Struktur der Kutis und konsekutiver Veränderung der Hauttextur. Das Hautbild –

12.2 Untersuchung und Indikationsstellung

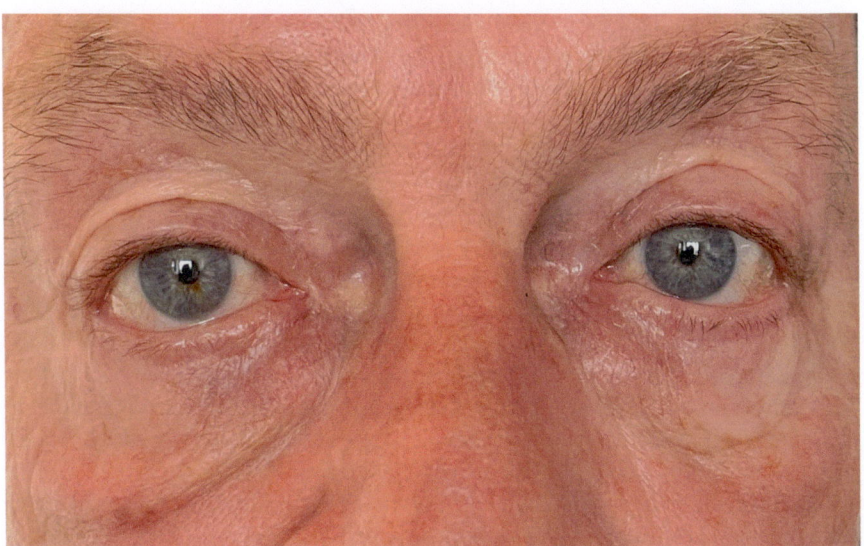

Abb. 12.2 Deutlicher Hautüberschuss im Unterlid, beginnendes Festoon und lateral abgesunkene Lidkante. (© Keserü und Dulz 2024. All rights reserved)

nicht nur der Unterlider – wird grobporig, die Haut bildet feine Falten und zeigt eine unregelmäßige Pigmentierung.

Alle diese involutiven Veränderungen bestehen meist in Kombination miteinander, sind jedoch interindividuell sehr unterschiedlich ausgeprägt. So findet sich bei manchen Patienten vorrangig ein orbitaler Fettprolaps. Andere Patienten leiden mehr unter einer Dermatochalasis ohne signifikanten Fettprolaps. Andere wiederum fühlen sich in erster Linie durch die Tränenrinne im Übergang zwischen Lid und Wange gestört. Um nun eine geeignete Strategie zur Beseitigung dieser Veränderungen zu finden, müssen sich Patient und Chirurg darauf einigen, was genau verändert werden soll und welche Methode hierfür am geeignetsten ist.

12.2 Untersuchung und Indikationsstellung

Wie für ästhetische Eingriffe grundsätzlich gültig, sollten nur Dinge chirurgisch adressiert werden, die der Patient – und nicht der Therapeut – als ästhetisch störend empfindet. Daher kommt dem bereits anfangs geschilderten Beratungsgespräch mit Handspiegel eine so bedeutende Rolle zu. Darüber hinaus ist es essenziell, in diesem Gespräch herauszufinden, ob der Patient realistische Erwartungen an einen kosmetischen Eingriff hat oder ob unrealistische Vorstellungen über das zu erwünschte Selbstbild vorliegen. Nicht selten werden auch psychische Probleme in das äußere Erscheinungsbild projiziert oder liegen sogar psychiatrische Erkrankungen im Sinne einer körperdysmorphen Störung vor. Bei unerfüllbaren Erwartungen an einen kosmetischen Eingriff oder Verdacht auf eine körperdysmorphe

Störung sollte der Therapeut dann von einem chirurgischen Eingriff Abstand nehmen und ggf. an einen Psychologen oder Psychiater verweisen.

Im Bereich der Unterlider werden in erster Linie folgende Veränderungen als ästhetisch beeinträchtigend empfunden:

1. Unterlidschwellungen, „dicke Augen"
2. Augenringe, dunkle Schatten unter den Augen
3. Hautfalten im Unterlid, hängende Unterlidhaut
4. Veränderung der Hauttextur, Pigmentstörungen

Schwellungen der Lider oder „dicke Augen" deuten dabei eher auf einen Fettprolaps hin, wohingegen die Beschreibung von dunklen Augenringen eher auf die Tränenrinne im orbitomalare Übergang als Ursache der kosmetischen Beeinträchtigung hindeutet. Störende Hautfalten können in leichter Ausprägung nur als mimische Falten vorliegen oder mit einem deutlichen Hautüberschuss einhergehen. Eine Tränenrinne wiederum kann durch einen orbitalen Fettprolaps oberhalb oder durch ein deutliches Absinken der Wange verursacht sein.

Bei nur gering ausgeprägten Veränderungen sollte der Patient auch auf nichtinvasive Möglichkeiten hingewiesen werden, wie zum Beispiel Botox- oder Fillerinjektionen. Gerade bei feinen mimischen Falten im Bereich der Unterlidhaut sind Botoxinjektionen das Mittel der Wahl und auch das Unterfüttern der Tränenrinne mit Hyaluronsäurefillern ist eine minimalinvasive Option. Die Injektionsverfahren als Teilbereich der ästhetischen Medizin füllen jedoch für sich ein eigenes Lehrbuch, weshalb zu diesem Thema in diesem Buch nur auf die weiterführende Literatur verwiesen werden kann.

Basierend auf der oben beschriebenen Anatomie können folgende kosmetisch operativen Maßnahmen zur Korrektur angeboten werden:

1. *Transkutane Unterlidblepharoplastik*
   Die transkutane Unterlidblepharoplastik ermöglicht die Resektion eines signifikanten Hautüberschusses und bietet einen breiten Zugang in alle Fettkompartimente des Unterlides zur orbtialen Fettresektion. Darüber hinaus kann eine transkutane Unterlidblepharoplastik gut mit einer Kanthopexie oder Tarsalzungenplastik kombiniert werden. Daher ist der *transkutane Zugang bei starker Liderschlaffung mit deutlichem Hautüberschuss und/oder Ektropiumtendenz mit horizontalen Lidüberschuss das Mittel der Wahl*. Nachteil des transkutanen Zugangs ist die äußerlich sichtbare Narbe.
2. *Transkonjunktivale Unterlidblepharoplastik*
   Die transkonjunktivale Unterlidblepharoplastik bietet einen äußerlich nicht sichtbaren Zugang zu allen Fettkompartimenten zur orbitalen Fettresektion. Eine chirurgische Hautresektion ist jedoch nicht möglich. Zur simultanen Hautstraffung einer milden bis mäßigen Unterliddermatochalasis kann die transkonjunktivale Unterlidblepharoplastik jedoch mit einem Laser-Resurfacing kombiniert werden. Um die Einziehung der Tränenrinne zu vermindern und den Übergang zwischen Lid und Wange zu glätten, sollte im Rahmen einer

12.2 Untersuchung und Indikationsstellung

transkonjunktivalen Unterlidblepharoplastik das orbitaomalare Ligament gelöst werden.

Steht der orbitale Fettprolaps im Vordergrund, ist der transkonjunktivale Zugang die Methode der Wahl.

3. *Orbitale Fetttransposition*

Das orbitale Fettgewebe lässt sich nicht nur resezieren, sondern auch zum Unterfüttern der Tränenrinne nutzen. Das orbitale Fett wird hierfür mobilisiert und über die knöcherne Orbitakante hinaus unter die Tränenrinne transponiert.

Steht die Tränenrinne kosmetisch im Vordergrund, sollte eine orbitale Fetttransposition gewählt werden.

4. *Malarlift/SOOF-Lift*

In Fällen mit einer deutlich abgesunkenen Wange kann die knöcherne Refixation des SOOF die Wange anheben und hierdurch sowohl den orbitomalaren Übergang glätten als auch vertikale Traktion von der Lidkante nehmen. *Steht die exponierte untere Orbitakante mit Malarptosis im Vordergrund, sollte die transkutane Unterlidblepharoplastik mit einem Malarlift kombiniert werden.*

5. *CO_2-Laser-Resurfacing*

Ein CO_2-Laser-Resurfacing abladiert die obersten Hautschichten und regt die Haut zur Neokollagenese an. Außerdem strafft das Resurfacing die Haut thermisch. Hierdurch werden Falten geglättet und das Hautbild wird verjüngt.

Für eine mild bis moderat ausgeprägte Unterliddermatochalasis mit Elastose, aber ohne Fettprolaps und ohne signifikante Tränenrinne bietet das CO_2-Laser-Resurfacing eine gute Behandlungsalternative. Die Kombination mit einer transkonjunktivalen Unterlidblepharoplastik ist einfach möglich und bietet eine ergänzende Hautstraffung für den transkonjunktivalen Zugang.

Im Rahmen der präoperativen Evaluation sollte jeder Patient auf eine suffiziente Spannung des Lidbandapparates hin untersucht werden. Am einfachsten ist hierfür der Snap-Test geeignet. Auf Basis dessen muss dann über die Notwendigkeit einer kombinierten Kanthopexie entschieden werden. Dies gilt auch für ein alleiniges Resurfacing, welches durch die thermische Hautstraffung bei Insuffizienz der Lidbändchen ebenso ein Ektropium provozieren kann.

Darüber hinaus müssen durch den Augenarzt Erkrankungen der Augenoberfläche ausgeschlossen werden, um das Risiko späterer Sicca-Probleme einschätzen zu können. Eine komplette augenärztliche Untersuchung des Augenvorderabschnittes ist hierfür obligat. Die Durchführung und Dokumentation eines Schirmer-Tests und der Break-up-time (BUT) ist ratsam. Jede Straffung der Lider führt zu einer zumindest temporären Verschlechterung des Lidschlages, und Oberflächenprobleme der Augen können in Folge einer Blepharoplastik exazerbieren. Die augenärztliche, präoperative Evaluation hilft, dieses Risiko einzuschätzen und beugt postoperativen Problemen vor. Bestehen bereits präoperativ deutliche Sicca-Probleme oder andere Risikofaktoren wie z. B. Hornhautnarben reduzierte Hornhautsensibilität nach Herpes-Keratitis oder eine okuläre Rosazea, sollte ein OP-Wunsch kritisch hinterfragt und die Indikation zu einer Blepharoplastik nur äußerst zurückhaltend gestellt werden.

12.3 OP-Techniken

12.3.1 Anästhesie

Grundsätzliche können Unterlidblepharoplastiken sowohl in Allgemeinanästhesie als auch in Lokalanästhesie durchgeführt werden. Beide Anästhesieverfahren bieten hierfür Vor- und Nachteile. In Lokalanästhesie ist durch die Möglichkeit der intraoperativen Mitarbeit des Patienten gerade die Dosierung einer Hautresektion (Anzeichnen im Aufblick und mit geöffnetem Mund) deutlich erleichtert. Jedoch wird die tiefe Resektion orbitalen Fettgewebes auch bei sorgfältiger Lokalanästhesie häufig noch als unangenehm empfunden. Eine zusätzliche Sedierung (z. B. Midazolam oder Alfentanil) ist daher für eine orbitale Fettresektion ratsam. Darüber hinaus wird das Gewebe durch die lokale Infiltration mit Anästhetikum aufgebläht, was die optische Kontrolle der Fettresektion erschwert. Steht die orbitale Fettresektion im Vordergrund, ist daher eine Allgemeinanästhesie von Vorteil. Eine konventionelle, transkutane Blepharoplastik kann jedoch gut in Lokalanästhesie, ggf. mit Sedierung, geplant werden.

12.3.2 Transkutane Unterlidblepharoplastik

Der transkutane Zugang zur Unterlidstraffung erfolgt subziliar und lateral, den mimischen Falten folgend, ca. 10 mm über den lateralen Kanthus hinaus. Hiernach erfolgt die Mobilisation der Unterlidhaut durch Dissektion in der Ebene zwischen Orbicularis und Septum orbitale. Entscheidend ist für die Präparation in dieser Ebene die Traktion zwischen beiden Seiten der Inzision. Hierfür können scharfe Häkchen und/oder eine Traktionsnaht in der Lidkante eingesetzt werden. Die Hautmobilisation wird dann inferior bis über die Orbitakante fortgesetzt und das orbitomalare Ligament gelöst. Soll eine kombinierte Kanthopexie oder Tarsalzungenplastik durchgeführt werden, ist dies jetzt bei guter Sicht auf das laterale Lidband und die laterale Orbitakante möglich. Danach wird das orbitale Septum über allen drei Fettkompartimenten des Unterlides eröffnet und das orbitale Fettgewebe exzidiert bis keine signifikanten Fettanteile mehr durch das Septum prolabieren. Sanfter Druck auf den Bulbus erleichtert die Mobilisation des Fettgewebes und die Dosierung der Fettresektion. Für die Kombination der Unterlidblepharoplastik mit einem SOOF-Lift ist nun der richtige Zeitpunkt (s. unten). Anschließend kann der Hautverschluss erfolgen. Hierfür ist beispielsweise eine fortlaufende, monofile, nicht-resorbierbare Naht (z. B. Prolene 6-0) geeignet oder geflochtene Einzelknöpfe (z. B. Seide 6-0). Monofile Einzelknopfnähte sollten subziliar nicht eingesetzt werden, da die spießenden Fadenenden die Hornhaut verletzen können (Abb. 12.3).

12.3 OP-Techniken

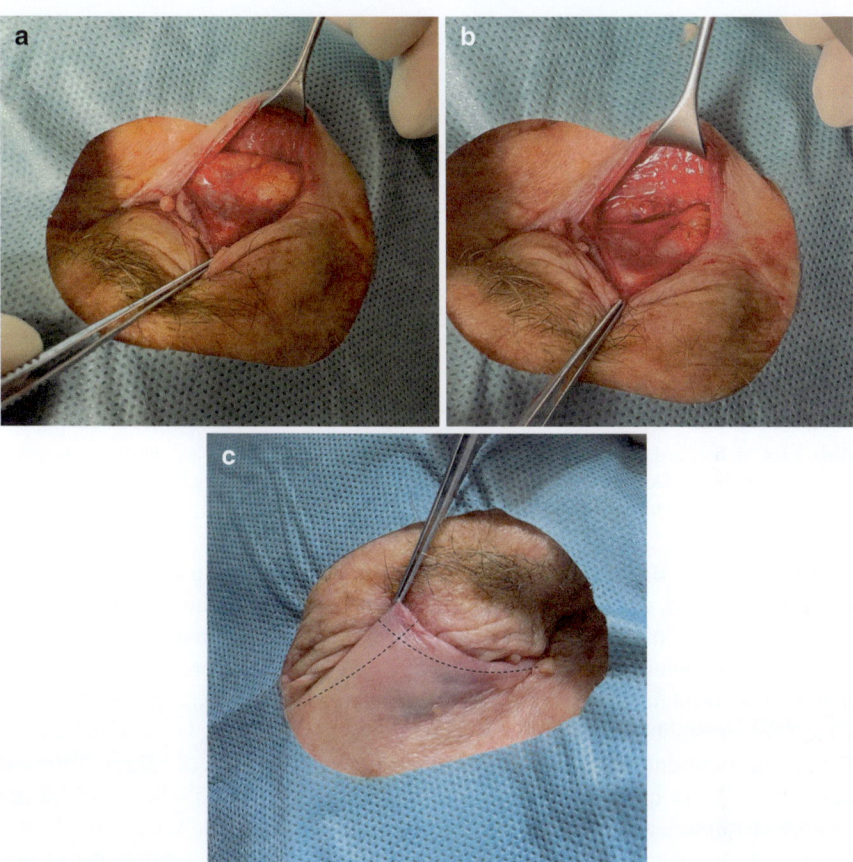

Abb. 12.3 a–c Transkutane Unterlidblepharoplastik. **a** Fettprolaps durch das dünne Septum orbitale, **b** nach Exzision des Fettprolaps. **c** Die mobilisierte Unterlidhaut mit angezeichneten Resektionsgrenzen (*unterbrochene Linie*). (© Keserü und Dulz 2024. All rights reserved)

▶ **Praxistipp** Da das orbitale Fett von teilweise dicken Gefäßen durchzogen ist, muss bei der Fettresektion auf hinreichende Hämostase geachtet werden, um Nachblutungen zu vermeiden. Zur Sicherheit kann das mobilisierte Fettgewebe mit einer Mosquito-Klemme vor der Exzision angeklemmt und über der Klemme reseziert und dann koaguliert werden

12.3.3 Transkonjunktivale Unterlidblepharoplastik

Zur Darstellung der Konjunktiva und besserem Zugang zur Inzision wird eine Jäger-Platte in den unteren Fornix eingesetzt und das Unterlid manuell oder mittels einer Traktionsnaht ektropioniert. Die Inzision erfolgt dann direkt unterhalb des Tarsus

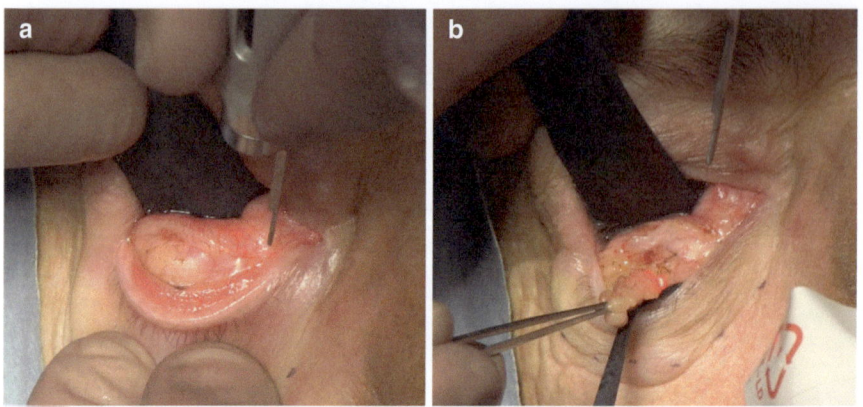

Abb. 12.4 a, b Transkonjunktivale Unterlid-Blepharoplastik (CO_2-Laser-assistiert). **a** Konjunktivale Inzision, **b** orbitale Fettresekion. (Foto mit freundlicher Genehmigung von PD Dr. Schaudig, Asklepios Klinik Barmbek, Hamburg)

über die gesamte Breite des Unterlides. Anschließend kann ein Desmarres-Haken eingesetzt werden, der die Traktion entlang des Tarsusunterrandes erleichtert. Die weitere Präparation erfolgt dann zwischen orbitalem Septum und Orbicularis nach inferior, wobei häufig schon orbitales Fettgewebe durch das orbitale Septum prolabiert. Das orbitale Septum wird dann über allen drei Fettkompartimenten des Unterlides eröffnet und das orbitale Fettgewebe exzidiert bis keine signifikanten Fettanteile mehr durch das Septum nachprolabieren. Der Druck der Jäger-Platte auf den Bulbus kann hierbei dosierend eingesetzt werden. Anschließend erfolgt die weitere Dissektion zwischen Septum und Orbicularis bis auf die knöcherne Orbitakante und über dem Periost über die Orbitakante hinaus. Das orbitomalare Ligament wird hierbei stumpf gelöst (Abb. 12.4).

12.3.4 Orbitale Fetttransposition

Der operative Zugangsweg gleicht der transkonjunktivalen Unterlidblepharoplastik mit Präparation zwischen Septum orbitale und Orbicularis bis auf die knöcherne Orbitakante. Anschließend wird der Arcus marginalis gelöst und entweder prä- oder subperiostal eine Tasche präpariert. Hiernach wird das orbitale Septum eröffnet. Jedoch wird das orbitale Fettgewebe nicht reseziert, sondern es werden zwei Läppchen aus jeweils dem nasalen und mittleren Fettkompartiment geformt und diese über die knöcherne Orbitakante in die prä- oder subperiostale Tasche verschoben. Zur Fixierung der Fett-Läppchen innerhalb der Tasche werden diese mit einer Naht angeschlungen, welche auf Höhe der Nasolabialfalte transkutan ausgestochen wird. Diese Naht kann bereits 4–6 Tage nach der Operation entfernt werden.

Prinzipiell kann eine Fetttransposition auch über einen transkutanen Zugang erfolgen. Jedoch steht bei der Wahl des transkutanen Zugangs meist die Hautresektion und weniger die Tränenrinne im Vordergrund.

12.3.5 Malarlift/SOOF-Lift

In Ergänzung zu einer transkutanen Unterlidblepharoplastik kann zur Hebung der Malarregion das sub-orbicularis-oculi-Fett (SOOF) angehoben werden. Hierzu wird nach transkutaner, subziliarer Inzision und Unterlidhaut-Mobilisierung über die Orbitakante hinaus das SOOF mit ein bis drei doppelt armierten, monofilen, resorbierbaren Nähten (z. B. PDS 4-0) angeschlungen und am Periost der Orbitakante refixiert.

12.3.6 CO_2-Laser-Resurfacing

Der ablative Einsatz des CO_2-Lasers führt sowohl zu einer Rejuvenation der Haut durch Anregung der Neokollagenese als auch zu einer thermischen Hautstraffung. Hierzu wird nach topischer Lokalanästhesie mit einer Lidocain-/Tetracain-Paste das Epithel mit dem CO_2-Laser-Scanner in ein bis zwei Durchgängen abladiert und der Detritus mit einer feuchten Kompresse entfernt. Das Unterlidresurfacing kann sowohl als alleinige Maßnahme als auch in Verbindung mit einer transkonjunktivalen Unterlidblepharoplastik zur ergänzenden Hautstraffung eingesetzt werden (Abb. 12.5).

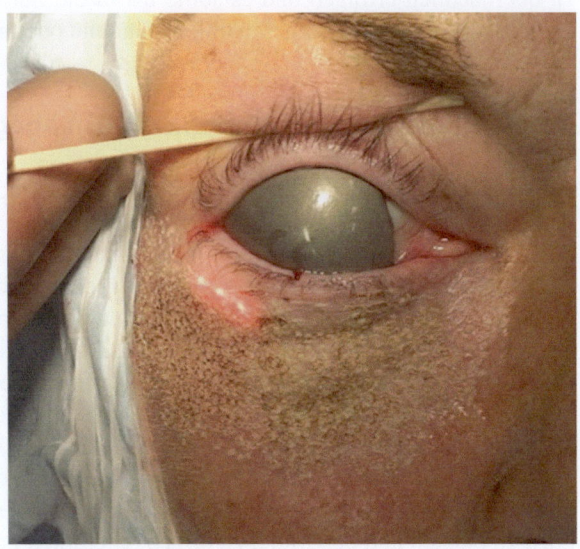

Abb. 12.5 CO_2-Laser-Resurfacing. Man beachte die mattierte Laserschutzschale, die zum Bulbusschutz beim Lasereinsatz obligat ist. (Foto mit freundlicher Genehmigung von PD Dr. Schaudig, Asklepios Klinik Barmbek, Hamburg)

▶ **Praxistipp** Rezeptur für eine Betäubungspaste zur Lokalanästhesie für das Unterlid-Resurfacing oder kleinchirurgischen Maßnahmen (z. B. One-snip-Exzision eines gestielten Papilloms):
Lidocain/Tetracain Betäubungspaste 10 g enthalten:
Lidocain base 2,3 g
Tetracain base 0,35 g
Tetracain HCl 0,35 g
Hydrophobes Basisgel 7 g

12.3.7 Direkte Festoon-Exzision

Bei stark ausgeprägten Festoons mit deutlichen, chronischen malaren Ödemen ist eine transkutane Unterlidblepharoplastik oft nicht ausreichend, da gerade das chronisch entzündete und ödematös geschwollene Gewebe nicht komplett adressiert werden kann. In solchen Fällen kann daher eine direkte Festoon-Exzision erwogen werden. Nachteil einer direkten Exzision ist die sichtbare, bogenförmige Inzision und spätere Narbe entlang der Hängefalte, Vorteil jedoch die direkte Entfernung des chronisch inflammatorischen, kutanen Ödems.

Die Exzisionsgrenzen werden präoperativ angezeichnet und nach Lokalanästhesie kann das Festoon sichelförmig exzidiert werden. Die Exzision darf dabei nicht zu oberflächlich erfolgen und es sollte bis in die Subkutis exzidiert werden. Der Hautverschluss erfolgt dann monofil, fortlaufend oder als Einzelknopfnähte.

12.4 Nachsorge und Komplikationsmanagement

Gerade kosmetische Unterlidblepharoplastiken sind nicht selten ein schmaler Grat zwischen Unter- und Überkorrektur. Die von Patientenseite gewünschten ästhetischen Veränderungen erfordern oft ein Herantasten des Chirurgen an die Grenzen zur Überkorrektur, ohne diese jedoch überschreiten zu dürfen. Daher sollten Unterlidblepharoplastiken unbedingt durch erfahrene Lidchirurgen mit hinreichender Erfahrung, auch in der Korrektur von Lidfehlstellungen, durchgeführt werden.

Die wichtigste und gefürchtetste Komplikation einer transkutanen Unterlidblepharoplastik ist die Unterlidretraktion in Folge einer zu exzessiven Resektion von Unterlidhaut. In erster Linie sollte diese Komplikation durch eine exakte Dosierung der Hautresektion während des Primäreingriffs vermieden werden. Findet der Eingriff in Lokalanästhesie statt, kann der Patient intraoperativ gebeten werden, nach oben zu blicken und den Mund zu öffnen. Hierdurch kommt es zu einem maximalen, vertikalen Traktionsstress auf die Unterlidkante. Der im Aufblick und mit geöffnetem Mund ermittelte und angezeichnete Hautüberschuss lässt sich dann ohne Überkorrekturrisiko resezieren.

Darüber hinaus muss immer auch die ligamentäre Aufhängung des Lides schon in der präoperativen Evaluierung Beachtung finden. Bei jeglichem Hinweis auf eine verstärkte Laxität des Bandapparates sollte die Unterlidblepharoplastik mit einer

Abb. 12.6 Leichtes Ektropium nach CO_2-Laser-Resurfacing. (© Keserü und Dulz 2024. All rights reserved)

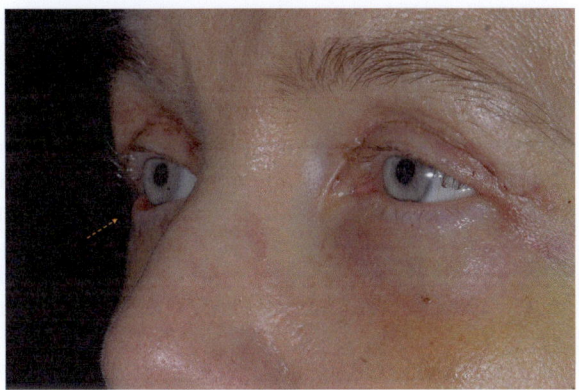

Kanthopexie kombiniert werden. Eine transkutane Unterlidblepharoplastik lässt auch eine kombinierte Tarsalzungenplastik zu, wenn der horizontale Lidüberschuss zu groß ist. Kommt es dennoch nach einer Unterlidblepharoplastik zu traktiven Problemen auf die Unterlidkante, sollte das Unterlid früh postoperativ mit steroidalen Salben nach oben massiert werden. In milden Fällen lassen sich hierdurch Revisionen vermeiden. Ist das vertikale Hautdefizit jedoch zu groß und persistiert ein traktives Ektropium länger als 2 Monate nach einer Unterlidblepharoplastik, kann eine sekundäre Hauttransplantation zur Korrektur meist nicht vermieden werden (Abschn. 2.2; Abb. 12.6).

Bei orbitaler Fettresektion besteht grundsätzlich immer das Risiko von Nachblutungen, welche als Retrobulbärhämatom auch Visus bedrohlich sein können. Zur Vermeidung von Blutungskomplikationen sollte nach einer Unterlidblepharoplastik für mindestens 3 Tage körperliche Schonung eingehalten und insbesondere Bücken und Tätigkeiten über Kopf vermieden werden. Auch die generell großzügige Indikationsbreite lidchirurgischer Eingriffe unter Antikoagulanzien sollte bei kosmetischen Eingriffen überdacht und Unterlidblepharoplastiken mit Rücksicht auf die Sicherheit nur unter pausierter oder gebridgeder Antikoagulation durchgeführt werden. Sollte es dennoch zu einem Retrobulbärhämatom mit Exophthalmus und Visusverlust kommen, müssen schnellstmöglich alle Nähte eröffnet und eine laterale Kantholyse zur Entlastung des orbitalen Compartments durchgeführt werden. Hierfür sollten trotz der Seltenheit des Ereignisses Notrufkontakte für den Patienten und ein Notfallprozedere zur Verfügung stehen.

Die generelle Nachsorge nach Unterlidblepharoplastiken umfasst neben körperlicher Schonung eine periorbitale Kühlung (optimaler Temperaturbereich 10–14 °C) für die ersten 3–4 Tage und eine okulären Befeuchtung zur Linderung gereizter Augen und Fremdkörperbeschwerden, die regelhaft in den ersten Tagen nach einer Blepharoplastik auftreten. Um postoperative Schwellungen zusätzlich zu reduzieren, kann Bromelain oral verordnet werden. Antibiotische Augensalben können bei transkonjunktivalen Inzisionen sinnvoll sein, sind jedoch nicht zwingend erforderlich.

Nicht selten kommt es, insbesondere nach transkonjunktivaler Unterlidblepharoplastik postoperativ zu einer Chemosis der Bindehaut, welche zeitweise auch stark ausgeprägt sein kann. Auch hierbei kommt der okulären Befeuchtung eine wichtige Rolle zu, um sekundäre Hornhautkomplikationen in Folge der Chemosis zu vermeiden. Zur Behandlung einer Chemosis stehen dann Steroide im Vordergrund. Nach einer transkonjunktivalen Blepharoplastik empfiehlt sich die prophylaktische, topische Applikation eines kombinierten Antibiotikums mit Steroid (z. B. Dexamethason-Gentamicin-Augensalbe) für 5–7 Tage nach dem Eingriff. Auch die intraoperative, intravenöse Gabe von Steroiden (z. B. 100 mg Prednisolon i.v. intraoperativ) ist zur Vermeidung postoperativer Schwellungen und zur Prophylaxe einer postoperativen Chemosis geeignet. Insbesondere Patienten mit einer endokrinen Orbitopathie in der Vorgeschichte profitieren von einem intraoperativen Prednisolon Bolus, da diese regelhaft postoperativ mit stärkeren Schwellungen reagieren. In schweren Fällen postoperativer Chemosis sollte die Bindehaut inzidiert und ein Druckverband appliziert werden, um die Chemosis zu drainieren.

Zur Vermeidung oder Behandlung einer überschießenden Narbenreaktion ist die Applikation von Silikongel ab dem Zeitpunkt der Fadenentfernung geeignet. Dexpanthenol-Salbe kann die Wundheilung sowohl kutan als auch konjunktival unterstützen.

Nach einem Resurfacing sollte das behandelte Hautareal bis zur vollständigen Reepithelialisierung mit Dexpanthol-Salbe feucht gehalten werden. Im Falle eines Resurfacings spielt darüber hinaus der postoperative UV-Schutz eine sehr wichtige Rolle. Das behandelte Hautareal muss nach einem Resurfacing für mindestens 6 Monate intensiv vor UV-Licht geschützt werden, um Hyperpigmentierungen zu vermeiden. Hierzu kann herkömmliche Sonnencreme mit Lichtschutzfaktor 50+ genutzt werden. Kommt es dennoch zu Hyperpigmentierungen nach einem Resurfacing, kann Hydrochinon-Salbe zur Behandlung eingesetzt werden.

Sensibilitätsstörungen nach einer Unterlidblepharoplastik sind selten, können jedoch insbesondere durch chirurgische Irritation oder Verletzung des N. infraorbitalis vorkommen. Sorgfältige Dissektion ist daher gerade bei der Präparation über die inferiore Orbitakante hinaus im Bereich des Foramen infraorbitale geboten. Kommt es dennoch zu Hypästhesien postoperativ, kann nur intensiv abschwellend und mit systemischen Steroiden versucht werden, den Nerven zu entlasten.

Diplopiebeschwerden als Komplikation einer Unterlidblepharoplastik sind glücklicherweise ebenso selten und entstehen dabei meist durch direkte oder indirekte Einwirkung auf den M. obliquus inferior, der anatomisch zwischen dem nasalen und mittleren Fettkompartiment liegt. Eine sorgfältige Präparation bei der orbitalen Fettresektion ist daher obligat, um eine Verletzung des M. obliquus inferior zu vermeiden. Auch Narbenstränge im Fornix nach konjunktivaler Inzision sind als Ursache einer Diplopie möglich. Bei Fornixverkürzung und persistierender Diplopie ist dann eine Revision mit Narbenlösung und ggf. Mundschleimhautinterponat erforderlich.

Literatur (zitiert & weiterführend)

Weiterführende Literatur

Baylis HI, Long JA, Groth MJ (1989) Transconjunctival lower eyelid blepharoplasty. Technique and complications. Ophthalmology 96:1027–1032

Goldstein SA (2006) Goldstein SM: Anatomic and aesthetic considerations in midfacial rejuvenation. Facial Plast Surg 22:105–111

Kpodzo DS, Nahai F, McCord CD (2014) Malar mounds and festoons: review of current management. Aesthet Surg J 34:235–248

Meyer-Rüsenberg HW, Vujancevic S, Meyer-Rüsenberg B. Zur Therapie des Festoons (Hängefalten) [How to treat a festoon]. Klin Monbl Augenheilkd. 2011 Jan;228(1):25–8. German. doi: 10.1055/s-0029-1245959. Epub 2011 Jan 19. PMID: 21249611.

Morax S, Touitou V (2006) Complications of blepharoplasty. Orbit 25:303–318

Prischmann J et al (2013) Dry eye symptoms and chemosis following blepharoplasty. A 10-year retrospective review of 892 cases in a single-surgeon series. JAMA Facial Plast Surg 15:39–46

Zhang S, Yan Y, Fu Y (2020) Cosmetic blepharoplasty and dry eye disease: a review of the incidence, clinical manifestations, mechanisms and prevention. Int J Ophthalmol 13:488–492

Stichwortverzeichnis

A
Abdeckung, sterile 12
Adrenalin 13
Alfentanil 17
Altersveränderung 133
Analgosedierung 17
Anästhesie 12
Antikoagulation 26
Anzeichnen 108
Asepsis 11
Asymmetrie 131
Atopische Dermatitis 112
Augeninnendruck 3
Augenringe 136
Ausbreitungsdiagnostik 96

B
Basalzellkarzinom 93
Bell-Parese 78
Bell-Phänomen 63
Benzodiazepin 16
Blepharitis 111
Blepharochalasis 126
Blepharophimose-Ptosis-Epikanthus
 inversus-Syndrom 61
Blepharophimose-Syndrom 67
Blutdruck 11
Blutverdünner 26
Botox 60, 136
Botulinumtoxin 129
Braue 124
Brauenlift 130
Brauenpexie 129
Brauenptosis 125
Butverdünnung 27

C
Canaliculitis 114
Chalazion 111
Chalazionexzision 117
Chalazionklemme 98
Chemosis 80, 144
Chronisch progressive externe
 Ophthalmoplegie 59
Cogan-Test 64
Computertomografie 9
Cryoepilation 38
Cryotherapie 96
Cutler-Beard-Plastik 107

D
Dacryozystographie 7
Deckung, temporär 96
Demodex 114
Demodexm 112
Dermatochalasis 123
Dermatochalasis, Unterlid 134
Dermoidzyste 100
Diplopie 144
Distichiasis 35, 38
Doppel-Z-Plastik nach Mustardé 72
Doxycyclin 116
durch einen versierten Optiker eine
 lohnenswerte Alternative. Der
 Ptosisbügel wird an der Rückseite des
 Brillengestells montiert und hebt dabei
 rein mechanisch das Oberlid. Diese
 Maßnahme bietet Patienten mit
 komplett verlegter Pupille temporäre
 Linderung ohne die Nachteile einer
 Operation und ist voll reversibel. Die

Ptosisstütze ist als Hilfsmittel im
Verzeichnis des GKV-Spitzenverbandes
aufgeführt und verordnungsfähig. 66
Durchwanderung 74

E
Ektropium 43, 44, 143
   involutiv; Ektropium, kongenital;
     Ektropium, paralytisc; Ektropium,
     traktiv 44
   kongenital 46
   paralytisch 45
   traktiv 45
Ektropium, kongenital 45
Elastose 124
Elektroepilation 38
Endokrine Orbitopathie 4, 9, 86
Entropium 33
Epiblepharon 34
Epilation 38
Exophthalmometer 6
Exophthalmometrie 6

F
Faszia lata 70
Fazialisparese 45, 77
Fentanyl 17
Festoon 142
Fettpolster 129
Fettprolaps 133
Fetttransposition 140
Fotodokumentation 7
Frontalissuspension 66, 70

G
Gesichtsfeld 8
Graft-versus-Host-Reaktion 113

H
Hämatom 15
Hauttransplantat 103
Hautverschiebung 102
Hering-Gesetz 74
Histologie 97
Hordeolum 111
Hormonersatztherapie 113
Horner-Syndrom 59, 64
Hotz-Prozedur 39
Hughes-Plastik 105
Hyaluronidase 13

Hydrodissektion 14
Hyperpigmentierung 144

I
Ichthyosis 44
Infektion 53
Instrument 17
intakt 94
Intertrigo 126
IPL 116

K
Kamera 8
Kantholyse 103
Kanthotomie 27
Kanthopexie 49, 51
Kearns-Sayre-Syndrom 59
Keilexzision 98
Kokaintest 65
Kongenitale Ptosis 61
Kongenitales Fibrose-Syndrom
       der extraokularen
       Muskeln 61
Kühlung 22, 143

L
Lagerung 11
Lagophthalmus 77, 131
Laissez-faire 101
Lazy-T 51
Levatoraponeurose 58
Levatorfunktion 5, 63, 66
Levatorresektion 68
Lidaustauschplastik 107
Lidfurche 124
Lidkantennaht 98
Lid-Lag 74
Lidocain 13
Lidrandhygiene 116
Lidretraktion 85
Lidschlussdefizit 73
Lidspaltenweite 5, 62
Lokalanästhesie 12
Lupenbrille 21
Lupus erythematodes 113

M
M. levator palpebrae 57
Madarosis 94
Magnetresonanztomografie 9

Malignitätszeichen 94
Marcus-Gunn-Syndrom 61
Margin-Reflex-Distance (MRD) 63
Markierung 126
Meibomdrüse 111
Melanom 93, 97
Merkel-Zellkarzinom 93
Midazolam 17
Motilität 5
MRD (Margin-Reflex-Distance) 5
Müller-Muskel 58
Müller-Muskel-Resektion 69
Muskeldystrophie 64
Myasthenie 63

N
N. facialis 77
Nachresektion 110
Nadelhalter 20
Narbenentropium 34
Neoplasien 93
Nervenblockade 15
Neurodermitis 44

O
Oberlidblepharoplastik 125
Oberlid-Retraktion 109
Oberlidsulkus 129
Okulomotoriusparese 59
Operabilität 25
Orbicularis 128

P
Palpation 4
Pathologie 97
Pemphigoid 34, 36
Perimetrie 8
Pinzette 18
Plattenepithelkarzinom 93
Portrait 8
Propofol 17
Pseudoptosis 5, 60
Ptosis 57, 109, 131
Pulsoxymeter 11

Q
Quickert 39

R
Rautenexzision, konjunktivale 51
Resurfacing, Unterlid 141
Retraktor 36, 38, 85
Retrobulbäranästhesie 15
Retrobulbärhämatom 27, 130, 143
Ropivacain 13
Rosazea 115

S
Sauerstoff 16
Schere 18
Schöpfer-Naht 38
Schwenklappen 52, 102
Sedierung 16
Sensibilitätsstörung 144
Septum orbitale 133
Serom 54, 107
Sicca-Syndrom 130
Silent-Sinus-Syndrom 60
Simpson-Test 64
Skalpell 18
Smartphone 8
Snap-Test 4, 47
Sonographie 8
SOOF-Lift 53, 141
Spaltlampenbiomikroskopie 4
Stellung 5
Stevens-Johnson-Syndrom 113

T
Talgdrüsenkarzinom 93
tarsal platform show 124
Tarsal-Kink-Syndrom 35
Tarsalzungenplastik 39, 49
Tarsokonjunktivaltransplantat 105
Tarsorrhaphie 82
Tenzel-Lappen 103
Therapeutische Kontaktlinse 38
Trachom 36
Tränenfilm 111
Tränenrinne 134
Tränenwegsspülung 7
Tränenwegsstenose 7
Transplantatpflege 107
Trichiasis 33
Tumor 4, 94
Tumorexzision, zweizeitig 96
Tumorstaging 93, 96

U
Uhrglasverband 22
Unterlidblepharoplastik
  transkonjunktival 139
  transkutan 138
Unterlidretraktion 142
Untersuchung 3

V
Verband 22
Vismodegib 96

Visus 3
Vollhauttransplantation 52
Vorlaufstrecke 9

W
watch & wait 95
Wunddehiszenz 54

Z
Z-Plastik 102

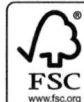

If you have any concerns about our products,
you can contact us on
ProductSafety@springernature.com

In case Publisher is established outside the EU,
the EU authorized representative is:
Springer Nature Customer Service Center GmbH
Europaplatz 3, 69115 Heidelberg, Germany

Printed by Libri Plureos GmbH
in Hamburg, Germany